Prof. Hademar Bankhofer

Meine besten
Tipps bei Beschwerden
über die man nicht spricht

Mit Illustrationen von Reinhard Habeck

lBassermann

Inhalt

Inhalt

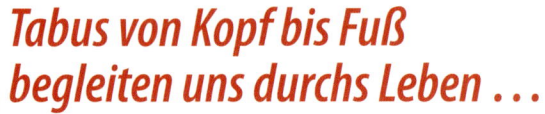

Tabus von Kopf bis Fuß begleiten uns durchs Leben ...

Es ist Ihnen sicher auch so ergangen: Bereits in der Kindhei werden wir unentwegt mit Tabu-Themen konfrontiert. Da hören wir von Eltern, Großeltern, Onkeln, Tanten und Lehrern Sätze wie »Mach das oder jenes nicht!«, »Das sagt man nicht!«, »Darüber spricht man nicht!«, »Das denkt man sich bloß!« oder sogar »Daran solltest du nicht einmal denken!«

In gewisser Weise haben solche Verbote mitunter ihre Berechtigung. Doch wenn es um die Gesundheit geht, kann das schlimme Folgen haben: Man traut sich als Erwachsener über gewisse Beschwerden oder Veränderungen im Körper nicht mit anderen zu reden. Nicht einmal mit dem Arzt. Das kann bei einer Krankheit zum Verhängnis werden.

Wer mit einer tröpfelnden Blase vor sich hinleidet, der gerät allzu leicht – auch in jungen Jahren – in eine gesellschaftliche Isolation. Wer sich mit Verstopfung oder Durchfall nicht so schnell wie möglich einem Arzt anvertraut, kommt erst sehr spät dahinter, dass es sich um eine sehr ernsthafte Darmerkrankung handeln kann. Wer seiner Schuppenflechte oder der Neurodermitis freien Lauf lässt, nur weil er mit niemandem darüber sprechen will, der nimmt damit auch schwere seelische Belastungen auf sich. Wer nicht rechtzeitig verhindert, dass sich Pilze im Körper verbreiten, kann sogar sein Leben gefährden. Und dasselbe tut auch jeder, der eines Tages Hörprobleme hat und damit nicht zum Arzt oder Hörgeräteakustiker geht. Denn er hört im Straßenverkehr nicht mehr die herannahenden Autos. Wer

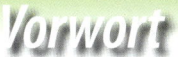

nichts gegen den Mundgeruch tut, wird bald sehr einsam sein und wenige Freunde haben, und wer nichts gegen die Vergesslichkeit tut, der wird bald weitaus älter wirken als er ist.

Gesundheit kennt keine Tabus! Mit diesem Motto möchte ich Sie, liebe Leserinnen und Leser, in diesem kleinen Buch auffordern, künftig über alles zu reden, was mit Ihrem Wohlbefinden, Ihren Alltagsbeschwerden und mit aufkommenden Symptomen und Alarmzeichen zu tun hat. Gehen Sie besser einmal zu viel zum Arzt, nerven Sie Ihre Mitmenschen mit Ihrem Problem. Sie finden dann schneller und besser eine Lösung.

Ich will aber auch erstmals etwas tun, was noch keiner bisher gewagt hat. Ich möchte die Benimm-Tabus, die uns seit unserer Kindheit begleiten oder verfolgen, hinterfragen: **Nasenbohren, Rülpsen, Pupsen und Gähnen.** Selbstverständlich bin ich dagegen, dass man ungeniert vor allen anderen damit loslegt. Immerhin ist es eine massive Belästigung der Mitmenschen. Doch wenn es im stillen Kämmerlein geschieht, dann sollte keiner von schlechtem Gewissen und Selbstvorwürfen geplagt werden. Diese sogenannten »Unarten« haben nämlich ihre gesundheitliche Berechtigung. Mitunter ist es sogar wichtig, dass sie ihren freien Lauf nehmen. Sie werden in diesem Buch erfahren, warum. Damit Sie, sollten Sie das eine oder andere Mal dabei ertappt werden, eine medizinische Begründung zur Hand haben.
In diesem Sinn, lassen Sie uns gemeinsam mit diesem Buch einige Tabus zu normalen, offenen Themen machen. Gute Gesundheit wünscht Ihnen

Ihr

Hademar Bankhofer

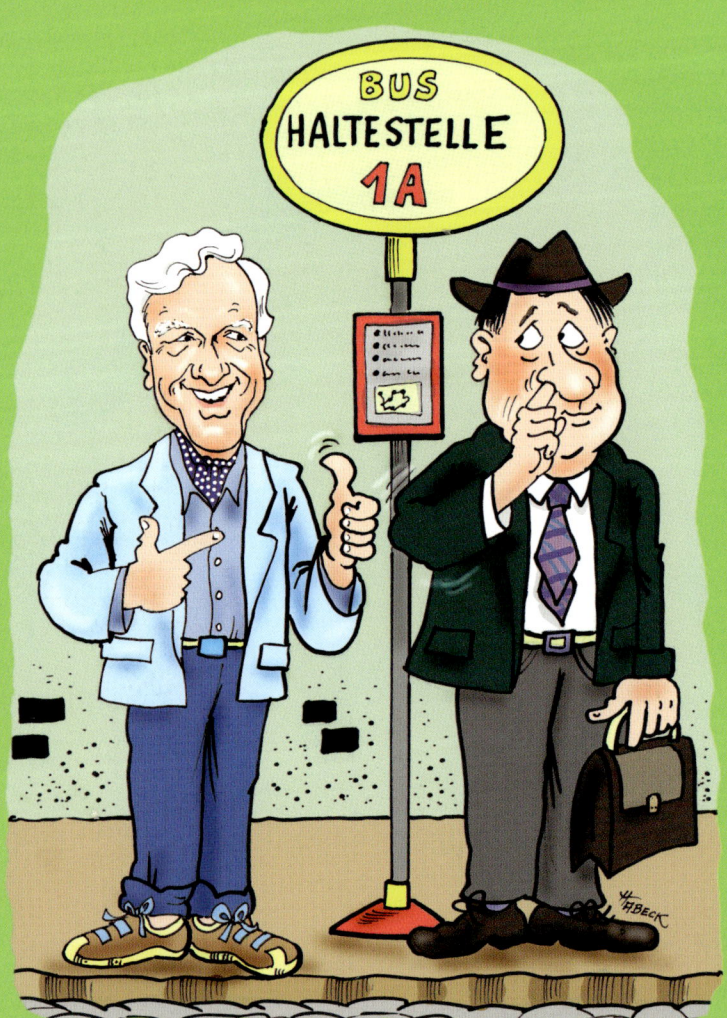

Gesundheits-Knigge: Vieles, was sich nicht gehört, ist gesund …

Ein Mann kommt völlig verzweifelt zum Arzt und will zuerst nicht recht von seinem Problem erzählen. Dann aber rückt er doch damit heraus und outet sich: »Herr Doktor, es ist ganz schlimm. Ich muss die ganze Nacht unentwegt pupsen und rülpsen und kann deshalb nicht schlafen. Bitte, können Sie mir helfen?« Der Arzt nickt, hat sofort eine Idee: »Kein Problem. Da verschreibe ich Ihnen gleich ein wunderbares Potenzmittel!« Ungläubig fragt der Patient nach: »Und da muss ich nicht mehr pupsen, nicht mehr rülpsen und kann endlich wieder schlafen?« Darauf der Arzt: »Nein, das nicht. Aber die Nacht vergeht Ihnen dann viel, viel schneller …!«

Sie erleben das sicher auch immer wieder: Rülpsen und Pupsen gehören zu den großen gesellschaftlichen Sünden, die man den Mitmenschen nicht entschuldigen will. Wer rülpst und pupst, gilt bei vielen als ungehörig und ordinär. Und da gibt es noch etwas, was viele als ekelig empfinden: das Nasenbohren. Dennoch sollten wir uns einmal mit dem Pupsen, dem Rülpsen, dem Gähnen und dem Nasenbohren näher befassen. Man kann damit nämlich allen Ernstes eine Menge für die Gesundheit tun.

Nasenbohren macht stark gegen Stress und bringt mehr Sauerstoff ins Gehirn

Ganz, ganz, ganz ehrlich: Haben Sie in Ihrem Leben schon irgendwann einmal in der Nase gebohrt? Vielleicht in Ihrer Kindheit? Da kann ich mir locker vorstellen, was da passiert ist. Vater, Mutter, Großeltern: Sie alle waren bitterböse. Möglicherweise hat man Sie bestraft, hat Ihnen – wie das in vielen Familien der Fall war – zeitweise Handschuhe angezogen, damit Sie mit dem Finger nicht in die Nase hineinkonnten. Mag sein, dass Sie deshalb noch so manche unangenehme Erinnerung an damals haben. Oder aber Sie haben es später getan. Und tun es immer noch. Im Erwachsenenalter. Allein im Auto an der Kreuzung vor der roten Ampel, wenn Sie sehr im Stress sind. Und genau da hat man Sie schon ein paar Mal aus dem Wagen daneben beobachtet und Ihnen einen angeekelten Blick zugeworfen.

Nasenbohren – besser als sein Ruf!

Nasenbohren. Ein Wort, das ein ganz schlechtes Image in unserer Gesellschaft hat. Und dennoch tun es viele. Es ist für manche ein Ritual, bei dem man ein schlechtes Gewissen hat. Das muss ein Ende haben! Wir leben in einer Zeit, in der so vieles, was früher verboten und verpönt war, längst erlaubt ist. Daher muss endlich auch einmal eine Lanze für das Nasenbohren gebrochen werden. Weil es aus medizinischer Sicht positive Seiten hat.

Medizinischer Deckname fürs Nasenbohren Der Beweis, wie sehr und intensiv sich die Medizin mit dem Nasenbohren auseinandersetzt, ist, dass man dafür sogar einen eigenen Namen gefunden hat: Rhinotillexomanie. Damit ist allerdings das zwanghafte Nasenbohren gemeint. Finden Sie nicht auch: Das klingt nach einer ganz gefährlichen Krankheit. Zugegeben: Übertriebenes Nasenbohren kann krankhafte Ausmaße annehmen. Darüber sind sich viele Wissenschaftler einig. Es ist in den USA schon passiert, dass sich jemand so intensiv und brutal in seine Nase vorgewagt hat, dass er die Nasenschleimhaut geschädigt oder gar durchbohrt hat. Eine amerikanische Studie der State University of New York in Syracuse beschreibt einen extremen Fall: Eine Frau hat sich sogar Verletzungen in der Nasennebenhöhle zugefügt. Da fällt mir der Satz ein, den viele nasenbohrende Kinder von Müttern und Großmüttern gehört haben, wenn sie bei ihrer intensiven Aktivität ertappt wurden: »Schreib mir eine Ansichtskarte, wenn du oben angekommen bist …!«

Vergessen wir die Extremfälle. Im Grunde genommen muss man es als nicht abwegig bezeichnen, wenn jemand ab und zu in der Nase bohrt. Eine Erhebung der amerikanischen Dean Foundation for Health, Research and Education in Madison hat ergeben: 91 Prozent aller Menschen tun es. Wichtig dabei ist eine Voraussetzung: Man sollte es wirklich allein und diskret machen, sodass man nicht die Mitwelt belästigt. Für einen Beobachter kann das ganz schön ekelig sein. Daher sollte sich ein Nasenbohrer mit Niveau nicht in der Öffentlichkeit präsentieren.

Viele unserer Großmütter haben eine deutliche Warnung ausgesprochen: »Wenn du in der Nase bohrst, bekommst du riesengroße Nasenlöcher, in die es dann sogar hineinregnen kann!« Es gibt für diese Panikmeldung keinerlei wissenschaftliche Beweise.

Mehr Sauerstoff für das Gehirn? Wer sich mit dem Nasenbohren beschäftigt, muss weit in die Geschichte zurückblicken, um zu erkennen, wie wertvoll diese »Unart« ist. Wenn die Affen tatsächlich die Vorfahren des ersten Menschen waren, dann könnte man sagen: Die Fähigkeit des Denkens und die Feinmotorik der Hände, die uns heute zueigen ist, haben sich durch das Nasenbohren entwickelt. Man kann in Tierfilmen immer wieder beobachten, wie Affen in der Nase popeln. Das macht sonst kein anderes Tier auf der Welt.

Es gibt Forscher, die allen Ernstes behaupten: Durch das Nasenbohren sind aus den engen Nasenlöchern im Laufe der Zeit etwas weitere geworden. Dadurch konnte die Sauerstoffzufuhr erhöht werden. Das ist für die Entwicklung unseres Gehirns von großer Bedeutung. Das Hirn macht zwar nur 2 Prozent unseres Körpergewichts aus. Aber es benötigt vom eingeatmeten Sauerstoff 40 Prozent. Das würde bedeuten: Die Entwicklung des menschlichen Gehirns zu mehr Intelligenz ist zu einem gewissen Teil auch dem – Nasenbohren zu verdanken. Eine kühne Theorie. Aber irgendwie einleuchtend. Dazu kommt noch die Beobachtung britischer Lehrer, dass Schüler, die in der Nase bohren, im Endeffekt klüger, intelligenter und eifriger sind.

Die optimale mechanische Reinigung der Nase

Was treibt eigentlich den Menschen dazu, in der Nase zu bohren? Ganz einfach: Bewusst oder unterbewusst stört den Betreffenden angetrocknetes Nasensekret, das ja auch nachweislich das Durchatmen stört. Dieses Sekret wird im Volksmund Popel, Bootsmann, Rammel in Österreich oder Bögg in der Schweiz genannt. Wer in der Nase bohrt, befreit diese vom eingetrockneten Nasensekret, was eine angenehme Erleichterung schafft. Aus der Sicht der Hygiene muss man sagen: Die Nase wird nicht gesäubert. Der Eingang der Atemwege wird freigemacht oder freigehalten. Man hilft sozusagen mit dem Finger den Flimmerhärchen der Nase, Fremdkörper fern zu halten oder zu entfernen.

Die Weltgesundheitsorganisation allerdings sieht das nicht so locker. Sie stuft das Nasenbohren als ein Verhalten mit Krankheitswert ein. Exakt sieht man darin eine Verhaltens- und emotionale Störung mit Beginn in der Kindheit und Jugend.

Ein überaus heikles Thema, das vielfach Ekel erregt, ist die Unart, den entfernten Nasenpopel auch noch zu essen. Das ist auch wirklich unappetitlich. Man nennt das in der Medizin Mukophagie, abgeleitet von den griechischen Wörtern »mukos«, der Schleim, und »phagein«, fressen. Das ist ein besonders hartnäckiges Tabu, das ich übrigens verstehen kann. Selbst Menschen, die gern in der Nase bohren, finden das widerlich. Wobei man medizinisch gesehen wieder sagen muss: Ein Großteil unseres Nasensekrets mit allen Schadstoffen, die sich darin befinden, gelangen Tag für Tag über den Nasen-Rachen-Gang in den Rachen und werden unwillkürlich geschluckt.

Stärkung der Abwehrkräfte Eltern, Großeltern, Verwandte, Bekannte, Kollegen und fremde Beobachter finden Nasenbohren abstoßend, grauenhaft, ekelerregend und unhygienisch. Was aber sagt die Medizin zum heiklen Thema Nasenbohren?

Der Innsbrucker Lungenfacharzt Dr. Friedrich Bischinger, ein renommierter Tiroler Mediziner, sagt klipp und klar: Nasenbohren ist gesund. Er ist überzeugt: Auf diese Weise wird die Nase mit den Fingern viel besser gereinigt, als man das mit einem Taschentuch schafft. Nasenbohren ist eine optimale mechanische Reinigung der Nase. Allein aus dieser Erkenntnis darf man im Grunde genommen Nasenbohren nicht als ungehörig bezeichnen. Man darf übers Nasenbohren nicht die Nase rümpfen. Die es tun, geben bloß einem natürlichen Urtrieb nach.

Dr. Friedrich Bischinger betont: »Wer in der Nase bohrt, kann auch besser atmen, führt dem Gehirn mehr Sauerstoff zu.« Er ist allerdings auch der festen Überzeugung: »Wer den Popel verspeist, macht auch etwas ganz Natürliches. Wenn es auch gesellschaftlich verpönt und ein absolutes Tabu ist: Immunologisch ist es interessant, vor allem wenn es auf nüchternen, leeren Magen geschieht. In der Nase haben sich – dank der Flimmerhärchen und der Schleimhäute – jede Menge Bakterien angesammelt. Wenn diese nun – im Nasenpopel versteckt – in den Darm geraten, dann bildet der Organismus dagegen Abwehrzellen, die wie ein Medikament wirken. Popel essen ist eigentlich eine unappetitliche – Schluckimpfung. Aus pharmakologischer Sicht ein völlig normaler sinnvoller Vorgang. Damit wird die Immunkraft gestärkt.

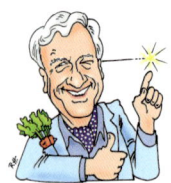 **Wichtig zu wissen** Dr. Friedrich Bischinger empfiehlt aufgrund seiner Erkenntnisse: »Erwachsene müssen neue Wege in der Kindererziehung gehen. Wenn die jungen Herrschaften in der Nase bohren, dann muss man das als völlig natürlichen Reflex sehen. Das ist aus medizinischer Sicht gut so. Dieser Reflex ist im Laufe der Zivilisation bei den meisten Menschen einfach verkümmert.«

Man darf also Kindern kein schlechtes Gewissen machen, wenn man sie beim Nasenbohren ertappt. Man kann ja so tun, als hätte man nichts gesehen.

Weitere medizinische Vorteile Aber vergessen wir einen Augenblick die Kinder. Welche Vorteile für Körper, Geist und Seele kann Nasenbohren beim Erwachsenen haben?

- Wer einen Beruf mit viel Stress, Zeitdruck und Verantwortung hat, kann beim Nasenbohren optimal abschalten, kann innere Ruhe finden und neue Kräfte tanken.
- Beim Nasenbohren wird das vegetative Nervensystem, das oft in unserer hektischen Zeit schwer gestört ist, wieder in Harmonie versetzt. Ein britischer Arzt soll einmal gesagt haben: »3 Minuten hingebungsvolles Nasenbohren bringt die gleiche Wirkung für unser Nervenkostüm wie 3 Tassen Melissentee.«
- Wer in der Nase gebohrt hat, kann danach oft wieder frei durchatmen, weil die Nase nicht mehr durch eingetrocknetes Sekret blockiert ist.
- Nasenbohren hilft Ängste abzubauen und hilft Nervosität zu bekämpfen. Daher versuchen so viele Autofahrer mit dem Finger in der Nase ihre Nerven zu stärken, wenn es Stress hinterm Steuer gibt.

Bitte heimlich! Das sind eine Menge positive Argumente, die fürs Nasenbohren sprechen. Aber: Verschonen Sie Ihre Mitmenschen mit Ihren Ausflügen in die Nase. Sie könnten damit wirklich Ekel erregen. Und wenn Sie es allein zelebrieren, dann bitte nur mit frisch gewaschenen Händen. Sie transportieren sonst jede Menge Bakterien mit dem Finger in die Nase. Und das kann zu Infektionen führen, die Sie wochenlang nicht loskriegen.

Eines kann man also unbestritten sagen: Nasenbohren kann noch so unappetitlich sein – es bringt viele gesundheitliche Vorteile für Körper, Geist und Seele mit sich. Und vor allem: Wer in der Nase bohrt, fühlt sich dabei wohl. Sonst würde er es ja nicht tun …

Mit kräftigem Rülpsen lösen wir Blockaden und beugen Schwindel und Schlafstörungen vor

Wenn Sie eine Familie haben, in der es Kinder gab oder gibt, dann kennen Sie das ja zur Genüge: Die junge Mutti hat ihr Baby soeben an der Brust gestillt oder hat ihm das Fläschchen verabreicht. Der kleine Erdenbürger hat brav gegessen, und jetzt kommt die Zufriedenheit des Sattseins aus vollem Magen via Speiseröhre akustisch nach oben. Im Volksmund klar definiert: Das Baby rülpst. Laut und deutlich. Und was passiert? Mutter, Vater, Großeltern, Onkeln und Tanten sind entzückt. Man spricht da auch nicht einfach und banal von einem Rülpser. Man nennt das niedlich und bewundernd ein »Bäuerchen«. Und man weiß: Wenn Baby kräftig rülpst, dann hat es weniger Probleme mit schmerzhaften Blähungen im Magen und Darm.

Rülpsen ist nicht das Bäuerchen der Erwachsenen Stellen Sie sich einmal vor, Sie sitzen in Gesellschaft bei Tisch. Es hat Ihnen geschmeckt. Sie lehnen sich zufrieden zurück und rülpsen kräftig. Wetten: Sie würden entsetzte, angewiderte oder zumindest erstaunte Blicke ernten. Vielleicht lädt man Sie sogar nie wieder zum Essen ein. Mit einem Wort: Was beim Baby bewundert wird, das gilt für Erwachsene als anstößig und ungehörig.

Andere Länder, andere Sitten

Allerdings missfällt das Rülpsen nur in den westlichen Ländern. In Asien sieht das ganz anders aus. Vor allem in China. Da ist die Sache gerade umgekehrt. Sie sitzen in Gesellschaft bei einem hochoffiziellen, festlichen Essen. Es werden zahllose Gänge aufgetragen, und es ist sicher besser, wenn Sie gar nicht wissen, was Sie da alles zum Verzehr vorgesetzt bekommen. Jedenfalls: Sobald das Mahl zu Ende ist, werden Sie als Fremder von den Einheimischen mit Argusaugen beobachtet, ob Sie auch tatsächlich so richtig laut und kräftig rülpsen. Wenn Sie es nicht tun, haben Sie beim Gastgeber einen Minuspunkt. Rülpsen ist in China der Beweis, dass es Ihnen geschmeckt hat und dass Sie sich nun satt und wohl fühlen. Ich möchte bei uns nicht unbedingt das öffentliche Rülpsen fordern. Aber ich möchte auch nicht, dass es als eine so schlimme Unsitte betrachtet wird. Und wenn einmal ein Rülpsen passiert, dann sollte man nicht gleich entsetzt sein. Man darf nämlich mit gutem Gewissen sagen: Rülpsen hat viele gesundheitliche Vorteile.

Ursachen des Rülpsens Medizinisch betrachtet handelt es sich beim Rülpsen um eine plötzliche Gasentleerung aus dem Magen, die überwiegend durch üppiges Essen, vor allem durch blähende Speisen hervorgerufen werden kann. Es handelt sich um ein geräuschvolles Herauspressen von Luft aus dem Magen. Wenn das Rülpsen besonders voluminös und laut ausfällt, dann kann man davon ausgehen, dass es von tief unten aus dem Magen kommt. Dann bahnt es sich nämlich seinen Weg nahezu brutal nach oben. Das passiert ganz besonders nach dem Genuss von größeren Mengen Mineralwasser mit viel Kohlensäure. Aber auch Stress kann zum Rülpsen führen.

Man kann das Entstehen des Rülpsens auch mit Flötespielen vergleichen: Im Normalfall verschließt ein Muskel den Zugang von der Speiseröhre zum Magen. Wenn wir sehr viel gegessen haben und viel Luft geschluckt haben oder wenn sich viel Luft gebildet hat, dann geht der Schließmuskel auf, und die aufsteigende Luft gelangt durch die Speiseröhre. Gleichzeitig öffnet sich auch der Muskel, der im Mund den Zugang zur Speiseröhre verschließt. Der Luftstrom bricht sich an einem Hindernis im Hals oder Rachen, meist an den Mandeln. Das Rülpsgeräusch wird besonders laut, wenn man dabei den Mund gerade offen hat. Vielleicht denken Sie jetzt – zu Recht – an Posaunespielen …

Die verschiedenen Formen des Rülpsens Es gibt leise und laute, kurze und lange Rülpser. Die leisen Rülpser klingen mitunter wie ein Schluckauf, die lauten ähneln dem Ruf eines röhrenden Hirschen. Manche Menschen lassen das Rülpsen einfach geschehen. Andere wieder spielen damit und versuchen gewisse Töne dabei zu steuern. Das sind die Provokanten. Mitunter ist das ein Stück Erinnerung an die Jugend. Unter Schülern ist es oft üblich, rülpsen zu trainieren. Aus Spaß, um die Erwachsenen zu ärgern. In manchen Klassen ist es üblich, dass man versucht, das ABC zu rülpsen. Oder kennen Sie nicht den alten Schülerbrauch des Rülpseratens? Einer rülpst, und die Umstehenden versuchen zu erraten, was er zuvor gegessen hat. In vielen Fällen kommt nämlich zum Geräusch des Rülpsens auch noch ein gewisser Geruch, der wieder Ergebnis der gegessenen und verdauten Speisen ist. Die schlimmsten Gerüche beim Rülpsen liefern Eier, Wurst und – wie könnte es anders sein – Knoblauch. Zweifelsohne ist so ein Rülpstraining ein Protest der Jugendlichen gegen die Erwachsenen. Wenn Rülpsen gesellschaftsfähig wäre, dann würde der Reiz des Verbotenen fehlen.

Rülpsen ist gesund! Es handelt sich daher nicht um eine Unsitte, sondern um ein menschliches Bedürfnis, ähnlich wie das Gähnen oder das Husten. Der österreichische Ganzheitsmediziner Dr. Michael Ehrenberger bereist immer wieder Asien, war mehrmals in China, und weiß, wovon er spricht, wenn es um das Rülpsen geht. Er sagt dazu: »Wenn man das Bedürfnis nach Rülpsen nach dem Essen mit Gewalt unterdrückt, dann kann das zu einer Reihe von Befindlichkeitsstörungen und vielen gesundheitlichen Problemen führen. Wenn man dem Rülpsen nicht freien Lauf lässt, kann man damit im Körper unerwünschte Folgen auslösen: verstärktes Herzklopfen, Kurzatmigkeit, Angstzustände, Hitzewallungen, Schwindelanfälle und Schlafstörungen.

Mancher wird nun erschrocken fragen: Wie kann ein unterdrücktes Rülpsen solche schwerwiegenden gesundheitlichen Störungen verursachen? Dr. Michael Ehrenberger meint: »Diese Störungen treten auf, weil das Zwerchfell hochgedrückt wird, was wieder das Herz belastet. Es reagiert auf die Belastung mit Symptomen, die eine Brustenge schaffen und einer Angina pectoris ähnlich sind. Man sollte daher nicht immer nur den Benimmregeln entsprechen. Bei extrem häufigem Auftreten von Rülpsen sollte man den Arzt konsultieren.«

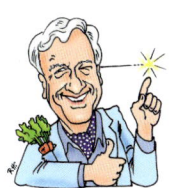 **Gut zu wissen** Und auf noch etwas macht Dr. Michael Ehrenberger aufmerksam: »Es ist eine ganz schlechte Lösung, ständig das Rülpsen zu unterdrücken. Das hat nämlich auch Auswirkungen auf die Rhythmen des menschlichen Körpers und führt zu einer Blockade des Zwerchfelles und stört die Arbeit des Herzens. Es ist sicher besser, öfter mal zu rülpsen und sich zu entschuldigen, wenn es vor anderen passiert.«

Einfache Tricks gegen große Geräusche

Auch eine so angesehene amerikanische Institution wie die Berkeley Universität in Kalifornien hat sich mit dem Rülpsen intensiv befasst. Die Wissenschaftler kamen dabei zu dem Schluss: Es gibt einfache Tricks, mit denen man das Aufstoßen verhindern kann.

- *Zeit nehmen* Essen Sie vor allem langsam und genüsslich. Wenn Sie keine Zeit haben, dann verschieben Sie die Mahlzeit.

- *Hilft der Verdauung* Kauen Sie jeden Bissen gründlich, am besten bis zu 30-mal.

- *Genießen!* Essen Sie bewusst und nicht zu hastig. Schlingen Sie die Portionen nicht gierig hinunter. Und gießen Sie Getränke nicht eilig in sich hinein.

- *Keine Ablenkung* Essen und trinken Sie niemals während eines spannenden Fernsehfilms. Sie verlieren vollkommen die Kontrolle über die Nahrungsaufnahme und schlucken in der Aufregung wieder viel Luft.

- *Vorsicht Strohhalm* Trinken Sie nach Möglichkeit niemals eine Flüssigkeit mit einem Strohhalm. Dasselbe gilt für die Gewohnheit, direkt aus der Flasche zu trinken. Dabei tankt man sehr viel Luft.

- *Vorsicht Bonbons* Dasselbe kann beim Lutschen von harten Bonbons passieren.

- *Zigaretten & Co.* Rauchen Sie weder Zigarette, Zigarre noch Pfeife.

- *Vorsicht Kohlensäure* Gehen Sie sparsam mit kohlensäurehaltigen Getränken um. Vorsicht ist auch beim Bier am Abend geboten. Sie bekommen damit viel Luft in den oberen Verdauungstrakt.

- *Zahnprothesen* Lassen Sie lockere Zahnprothesen reparieren.

- *Reden vermeiden* Reden Sie nicht zu viel beim Essen.

- *Fettes meiden* Meiden Sie zu üppige, zu viel fette und umfangreiche Speisen wie etwa Gebratenes, fettes Fleisch, Sahnesoßen, Bratensoßen und zu viel Weißgebäck.

- *Kein Nickerchen* Legen Sie sich nicht gleich nach dem Essen hin.

- *Stress ausblenden* Bauen Sie Stress ab. Häufiges Aufstoßen kann der Vorbote für eine spätere Magenschleimhautentzündung sein. Oder auf Helicobacter pylori.

Auch Hausmittel helfen Und das sind die wirkungsvollsten Hausmittel gegen das Rülpsen:

- Trinken Sie Wasser mit Heilerde. 1 Teelöffel Heilerde für den inneren Gebrauch aus der Apotheke in 1 Glas Wasser aufgießen, fest umrühren, zügig trinken.

- Es macht auch Sinn, 1 Tasse lauwarmen Kamillentee zu trinken. Das Bisabolol aus den Kamillenblüten beruhigt die Magenschleimhäute.

Ab nach China! Wenn diese Naturrezepte nicht helfen, dann muss jeder für sich entscheiden, ob er noch rechtzeitig die Gesellschaft verlassen kann, um in Ruhe zu rülpsen, oder – wenn das nicht mehr möglich ist – ob er nicht besser im Interesse seiner Gesundheit und des Wohlbefindens rülpst und sich dann einfach entschuldigt. Ja, und wenn jemand zum Rülpsen neigt, dann ist es sicher sinnvoll, bei der Urlaubsplanung etwa China ins Auge zu fassen.

Gähnen hält uns jung, gibt uns neue Lebenskraft und weitet die Bronchien

Ich bin fest davon überzeugt, dass Ihnen das auch schon passiert ist: Sie sitzen inmitten einer gemütlichen Runde netter Menschen. Einer erzählt etwas. Es ist wirklich interessant, also keineswegs langweilig. Und plötzlich öffnet sich Ihr Mund. Sie müssen gähnen. Sie können nichts dagegen tun. Es ist Ihnen überaus peinlich. Sie halten schnell die Hand vor, machen aber doch rundum den Eindruck, dass Ihnen sehr, sehr langweilig ist. Gähnen gehört heutzutage zu den schlechten Sitten. Vor allem auch, weil sofort andere davon angesteckt werden und ebenfalls zu gähnen beginnen. Dieser absolut schlechte Ruf des Gähnens ist ungerecht. Gähnen ist eine überaus wertvolle Handlung für unsere Gesundheit. Es ist ganz schlecht, es zu unterdrücken. Manche versuchen das, indem sie, sobald sie das Gähnen erahnen, mit der Zungenspitze ganz fest gegen den Gaumen drücken. Das funktioniert. Doch man fühlt sich danach verspannt und verkrampft.

Gähnen – in der asiatischen Medizin längst eingeführt

In der Medizin – vor allem in der asiatischen Medizin – weiß man, wie wertvoll Gähnen sein kann. Ein beeindruckendes Beispiel: Im österreichischen Thermen-Kurzentrum Bad Waltersdorf in der Steiermark absolvieren Kurgäste mit Begeisterung Qigong-Kurse, in die eigene Gähnübungen eingebaut werden. Verständlich: Der renommierte Kursleiter Genro Laoshi, international bekannter Ch'an-Meister und Chef von angesehenen Qigong-Meisterschulen in Wien und Graz, Autor des Bestsellers »Zen-sucht nach dem Wanderer«, ist ein begeisterter »Gähnfan«. Er hat sich eingehend damit befasst und berichtet: »Früher zählte das bewusste Gähnen in Asien zu den geheimen taoistischen Übungen. Nur Eingeweihte durften und konnten sie durchführen. Auch heute noch nennt man in der Fangsonggong-Schule das Gähnen den ›Atem der Freude‹. Gähnübungen werden zur Harmonisierung der Atemessenz eingesetzt, weil sie die Qualität des Qi – der Lebenskraft – entscheidend verbessern. Daher mache ich heute mit Kurgästen sehr oft Gähntraining. Es hat einen sehr, sehr wertvollen Einfluss auf die Gesundheit und Vitalität, aber auch auf die Stimmung der Menschen!«

Richtiges Gähnen kann man lernen Wie gähnt man richtig, um die volle Kraft der Übung zu nützen?

Genro Laoshi hat es tausende Male mit Kursteilnehmern durchgetestet: »Man muss sich locker hinstellen. Man sollte beim Gähnen ganz bewusst die Innenräume von Mund, Rachen, Bronchien und Lunge wohlig weiten. Man kann das lernen, wenn man sich vorstellt, man trinkt eine köstliche Flüssigkeit. Man kann sogar die Bewegung simulieren, als würde man einen Becher zum Mund führen und leeren. Dabei sollte man lernen, die Kehle nach dem Trinken offen zu lassen. Dann fällt das gewollte Gähnen leichter.

Wenn wir uns dann vorstellen, dass unser Gaumensegel sich wie das Sonnensegel eines Bootes im Achterwind bläht und dass wir bei geöffnetem Mund den Atemwind ein- und ausströmen lassen, dann entsteht ganz von selbst ein Gähnen.«

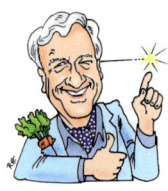

Gut zu wissen Genro Laoshi hat auch einen praktischen Vorschlag: »Jeder sollte ganz bewusst
jeden Morgen nach dem Aufwachen beim Strecken, Dehnen und Räkeln herzhaft gähnen. Man
wird dann mit viel mehr Schwung und Optimis-
mus in den Tag gehen.«

Welche gesundheitlichen Vorteile bringt denn nun das Gähnen?

- Gähnen holt viel Sauerstoff in den Körper. Dadurch wird die Zell-
atmung intensiviert und aktiviert. Die Sauerstoffaufnahme ins Blut
und in andere Zwischenzellflüssigkeiten wird deutlich verbessert.

- In der Traditionellen Chinesischen Medizin gilt der »Atem der
Freude« – also das Gähnen – als Jungbrunnen. Wer oft gähnt,
bleibt länger jung, ist bis ins hohe Alter vital und fit und verfügt
über eine optimale innere Harmonie. Das bedeutet nach der westlichen Medizin: Gähnen hat einen großen ausgleichenden Einfluss
auf das oft schwer gestörte vegetative Nervensystem.

- Gähnen fördert aber auch die Liebesstimmung, die Liebesbereit-
schaft sowie die Liebeskraft bei Frau und Mann. Aus diesem Grund
gehört Gähnen zu den tantrischen Liebesübungen.

- Da unser Körper zu 70 Prozent aus Flüssigkeit besteht, ist es wichtig, dass sich unsere Zellen immer im flüssigen Milieu befinden.
Nach der Traditionellen Chinesischen Medizin lässt das Gähnen
auch alle Körpersäfte reichlich fließen. Auch Tränen-, Nasen- und
Speichelfluss. Man kann das selbst beobachten. Fast immer, wenn
man intensiv gähnt, treten Tränen aus den Augen. Wer viel gähnt,
hat kaum Probleme mit trockenen Schleimhäuten.

- Gähnen weitet die Bronchien und stärkt damit deren Immunkraft
gegenüber Husten und anderen Atemwegsbeschwerden.

- Gähnen macht das Herz und den gesamten Kreislauf stark.

Steinzeitliches Verhalten Interessant ist, dass man auf Höhlenzeichnungen deutlich Menschen sieht, die gähnen und sich danach wohl fühlen und fröhlich sind. Man kann aber auch erkennen, dass viele andere rundum auch gähnen. Schon damals wusste man: Gähnen ist ansteckend, wenn man bis heute auch nicht wissenschaftlich klären konnte, warum das so ist.

Ein angeborener Reflex

Nicht nur der Mensch gähnt. Auch Tiere. Man weiß das ganz genau von Hunden, Katzen und anderen Säugetieren. Im Tierreich hat das Gähnen eine sehr wichtige soziale Funktion. Die Führungskraft einer Gruppe steuert damit das Verhalten der anderen. Gähnt der Boss – etwa in einer Affenherde –, so bedeutet das für alle den Befehl: Wir gehen jetzt schlafen. Forscher vermuten, dass das Gähnen aus diesem Grund fast immer ansteckend wirkt. Evolutionsbiologen und Psychologen sind davon überzeugt, dass sich der Mensch in grauer Vorzeit, als er noch nicht allzu gesprächig war, mit Gähnen den anderen mitgeteilt hat. Etwa, dass er jetzt auf die Jagd gehen wird. So kann man einige Höhlenzeichnungen deuten. Man kann sagen: Gähnen ist ein angeborener Reflex. Der Mensch gähnt immer dann, wenn sich die Aktivität des Körpers verändert oder zumindest verändern möchte.

Ein Beispiel: Wir sitzen still, hören einer Rede zu, möchten uns aber bewegen. Um das zu dokumentieren, gähnen wir. Vor dem Schlafengehen gähnen wir. Nach dem Aufwachen beim Aufstehen gähnen wir. Sportler gähnen meist vor dem Start, Studenten vor einer Prüfung, Musiker vor ihrem Konzert. Keiner ist müde, sie alle bereiten sich auf eine wichtige Situation vor.

Warum wir gähnen Früher dachte man, Gähnen sei die Folge von Sauerstoffmangel im Gehirn, ein Alarmschrei des Gehirns nach Sauerstoff. Gähnen sei das Zeichen von Müdigkeit. Das ist im Jahr 1987 von Prof. Dr. Robert Provine an der Universität von Maryland in Baltimore widerlegt worden. Demnach müssten Bergsteiger und Langstreckenläufer dauernd gähnen. Tun sie aber nicht. Prof. Dr. Provine versorgte im Rahmen einer Studie einen Teil der Probanden mit reinem Sauerstoff, die anderen atmeten normale Luft ein. Sie haben aber alle gleich viel gegähnt.

Was aber geschieht im Organismus, wenn wir gähnen? Der Körper bereitet sich seelisch und gedanklich auf eine neue Situation vor: auf eine der Ruhe oder auf eine der Aktivität. Und dafür macht er eine kurze schöpferische Pause. Dadurch arbeitet das Herz schwächer, und der Blutdruck sinkt. Die winzigen Blutgefäße – Kapillaren genannt – verengen sich leicht. Alle Organe werden weniger durchblutet, sind daher nicht sehr gut mit Sauerstoff versorgt, weil dieser ja mit dem Blut angeliefert wird. Jetzt schaltet sich über Befehl aus dem Gehirn das Atemzentrum des Menschen ein, das ständig den Sauerstoffgehalt überwacht: tief Luft holen. Auf diese Weise kommt eine große Portion Sauerstoff in die Lungen und in den übrigen Organismus. Gleichzeitig wird der Brustkorb gedehnt. In der Brusthöhle entsteht ein Unterdruck. Je intensiver man gähnt, desto länger hält dieser Unterdruck an. Der wieder regt die Venen an, viel Blut zum Herzen zu pumpen. Das Herz muss mehr arbeiten. Alle Organe sind wieder optimal durchblutet. Das heißt: Eine gewisse Rolle spielt der Sauerstoff ja doch beim Gähnen, wenn auch nicht die, die man früher immer vermutet hatte. Daher kann man sagen: Auch wenn man abends vor dem Zubettgehen gähnt, mit Müdigkeit hat es wenig zu tun. Es ist schlicht und einfach die Vorbereitung auf eine neue Situation.

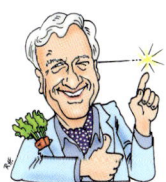

Gut zu wissen Haben Sie gewusst, dass Gähnen nicht generell alle Anwesenden rund um einen Gähner ansteckt? An der Universität von New York in Albany hat man beobachtet, dass nur verständnisvolle, mitfühlende und friedliebende Mitmenschen zum Mitgähnen animiert werden. Frauen und Männer, die an Depressionen leiden oder die an Schizophrenie erkrankt sind, lassen sich nicht vom Gähnen anderer anstecken.

Bitte nicht unterdrücken! Es gibt seit langer Zeit das Gebot: »Wenn du schon gähnst, dann halte dir wenigstens die Hand vor den Mund!« Wir sehen das heute ausschließlich als Akt der Höflichkeit und als Zeichen einer guten Erziehung. Diese Handlung geht auf einen uralten Glauben zurück. Wenn jemand seinen Mund weit geöffnet hatte, ohne ihn zu bedecken, hatte man Angst, dass die Seele aus dem Körper entfliehen könnte oder dass böse Geister durch den Mund eindringen und von der betreffenden Person Besitz ergreifen könnten.

Für unsere heutige Zeit gilt: Man sollte das Gähnen nicht unterdrücken. Da es aber von den meisten Menschen falsch interpretiert wird, macht es Sinn, es zu tarnen. Man reibt sich die Stirne, um vom Mund abzulenken. Man versteckt den gähnenden Mund hinter dem Unterarm. Oder wenn man eine Gähnattacke rechtzeitig erahnt, geht man einfach kurz in einen anderen Raum, wo man sich ungestört dem Gähnen hingeben kann, um für neue Taten bereit zu sein. Und noch etwas: Wenn ein Lebenspartner dem anderen das Gähnen vorwirft, so ist das gemein und obendrein gesundheitsschädlich. Und da das Gähnen so enorm förderlich unserer Gesundheit, Fitness und Vitalität ist, sollten wir es – wie es Ch'an-Meister Genro Laoshi lehrt – trainieren.

Pupsen schützt vor Herzbeschwerden, Atemproblemen und Rückenschmerzen

Fast jeder von uns hat diese Situation schon irgendwann einmal selbst erlebt: Das Essen war köstlich. Man hat wieder – wie so oft – zu viel konsumiert. Die unangenehme Folge: ein starkes Völlegefühl. Magen und Darm haben eine Menge zu tun, um das Verzehrte zu bearbeiten. Und in dieser Phase kommt es zu höchst unangenehmen Beschwerden, die bei jedem anders gelagert sind. Der eine hat Herzbeschwerden und verspürt einen alarmierenden Druck in der Brust. Der andere kriegt kaum Luft und hat Atembeschwerden. Und wieder ein anderer leidet plötzlich verstärkt an Rückenschmerzen. In zahllosen Fällen sind Betroffene voll Sorge zum Arzt oder in die nächste Ambulanz geeilt, haben Herz, Lungen und Rücken untersuchen lassen. Doch da war nichts. Absolut nichts. Schuld an den Beschwerden waren riesige Mengen an Gasen, die bei der Verdauung im Darm entstanden sind. Sie haben durch ihren Druck Schmerzen ausgelöst.

Pupsen – eine hilfreiche Naturarznei

Das alles kann man sich sparen. Man kann sich vorbeugend vor diesen Problemen schützen. Mit einer vielleicht recht ungewöhnlichen Naturarznei. Und die trägt den Namen: Pupsen.
Ja, Sie haben richtig gelesen: Pupsen ist für die Gesundheit des Menschen von großer Bedeutung. Denn mit dem Pupsen ent-

weichen die großen Mengen an Gasen, die im Dickdarm entstanden sind und die den starken, schmerzhaften Druck ausüben, der uns mitunter das Gefühl gibt, als wären wir schwer krank. Mit dem Pupsen ist mit einem Mal oder mit mehreren Malen der Druck weg, oder – wenn man frühzeitig pupst – baut sich dieser Druck erst gar nicht auf. Man könnte sagen: Pupsen ist eine wertvolle Präventivmaßnahme.

Natürlich werden jetzt viele die Nase rümpfen und sagen: »Man kann doch nicht das Pupsen ausloben. Dann lassen noch mehr Menschen ungeniert die Gase entweichen und entschuldigen sich nicht einmal mehr dafür!«

Dazu ist zu sagen: Natürlich ist es ungehörig, in Anwesenheit anderer zu pupsen. Doch aus medizinischer Sicht sollte man das Pupsen nicht unterdrücken. Man sollte einmal rasch einen Ort aufsuchen, damit man diese befreiende Gasentweichung ungestört durchführen, ja und vielleicht sogar genießen kann, weil man danach doch so sehr erleichtert ist. Es wäre aber gesundheitsschädlich, jeden Pups grundsätzlich zu unterdrücken. Da die Gesellschaft den Pups nicht akzeptiert, muss man eine Lösung finden, ihn im »Abseits« seinen Weg gehen zu lassen. Damit die Nasen unserer Mitmenschen nicht beleidigt werden.

Jeder und jede tut es Lassen Sie sich bitte von anderen Zeitgenossen nicht rügen. Lassen Sie es nicht gelten, wenn man Ihnen sagt: »Mir passiert so etwas nicht!« Das ist zwar nicht gelogen, aber es stimmt nicht. Viele Menschen wissen es tatsächlich nicht. Aber die ärztliche Statistik besagt: Jeder Mensch pupst überschüssige Luft ab. Im Durchschnitt entfährt jedem von uns – tatsächlich jedem – acht- bis zehnmal am Tag ein Pups. Nur bei den meisten riecht man es nicht, und die Betroffenen merken es gar nicht. Erst wenn man täglich bis zu 20 Furze lässt, wird es aus medizinischer Sicht bedenklich. Da sollte man offen und ehrlich mit dem Arzt darüber sprechen. Und man muss versuchen, über eine Umstellung der Ernährung die Pupsrate zu senken.

Diese Häufigkeit an »Gasableitung« erklärt auch, dass es in den verschiedenen Teilen des Landes spezielle Bezeichnungen für den Pups gibt, wie etwa Schoaß in Bayern, Furz oder Pfurz in anderen Gegenden. Man kennt diese »Unart« einfach überall. Die Bezeichnung hängt auch ein wenig von der Lautstärke ab, mit der die Gase entweichen. Wenn es mit lautem Donnerkrachen passiert, spricht man eher vom Furz. Wenn sich die Gase leise aus dem Körper schleichen, spricht man in erster Linie vom Pups.

Ursachen des Gestanks Haben Sie schon einmal darüber nachgedacht, warum es beim Menschen im Verdauungstrakt überhaupt zum Pups kommt und warum wir ihn einfach seinen Weg gehen lassen sollten? Lange bevor wir den Drang zu einem Pups haben, beginnt sich Luft im Körper anzusammeln. Da gibt es zwei Luftquellen. Erstens: Wenn wir in Stresssituationen zu viel Nahrung aufnehmen, wenn wir aus Frust große Mengen an Lebensmitteln in uns hineinfuttern, dann schlucken wir beim hastigen Essen Luft. Dasselbe geschieht, wenn beim Damentreff eifrig Klatsch und Tratsch geübt, zugleich aber auch fette, süße Torten verzehrt werden. Wer beim Essen viel redet, der schafft ideale Voraussetzungen für einen Furz oder Pups. Biochemiker wissen dazu ein interessantes Detail: Der Anteil eines Pupses an Luftsauerstoff und Stickstoff verrät, ob die Blähungen durch Essen und viel Reden selbst verschuldet worden sind. Zweitens: Es entstehen starke Gase mit oft enormem Druck im Dickdarm, wenn Bakterien noch unverdaute Nahrung zerlegen.

Diese Bakterien sind die Hauptverursacher für einen Pups. Es sind etwa 400 bis 420 verschiedene Bakterienstämme, positive, gesundheitsfördernde Bakterien, die zur sogenannten Darmflora gehören. Sie haben die Aufgabe, jene unverdauten Nahrungsreste, die einfach in den Dickdarm geschoben wurden, nochmals zu überprüfen. Und sie müssen aus diesen Resten noch weitere wertvolle Mineralstoffe, Spurenelemente, aber auch Energie gewinnen. Und nach dem Motto »Wo gehobelt wird, fliegen Späne!« könnte man in diesem Fall sagen »Wo verdaut wird, fliegen Furze!« Die Bakterien produzieren jede Menge Gase, die einen Druck erzeugen. Ein überaus dynamisches Gas-Luft-Gemisch sammelt sich am Ende des Dickdarms und drängt nach außen. So lange, bis der Schließmuskel nicht mehr Widerstand leisten kann. Dann passiert es eben. Eine ungeheure Erleichterung macht sich bemerkbar. Und man erspart sich jede Menge Beschwerden.

Übrigens: Die etwa 400 Verdauungsbakterien im Dickdarm produzieren durchschnittlich an einem Tag bei einem erwachsenen Menschen rund 1 Liter Pups. Und diesen Liter sollte man aus gesundheitlichen Gründen – in mehreren Einheiten – entweichen lassen.

Aber auch die Bauchspeicheldrüse ist am Entstehen von einem Pups beteiligt. Prof. Dr. Wolfgang Frank, Facharzt für Chirurgie und Ernährungsmedizin, Gastroenterologe im Paracelsus Kurhaus in Salzburg, erklärt es genau: »Ein Teil unserer Nahrung, und zwar vor allem unverdauliche Rohkost oder zu viel Stärke, werden im Dünndarm dann vergoren, wenn für die Verdauung die von der Bauchspeicheldrüse produzierten Enzyme – die sogenannten Amylasen – nicht ausreichen. Bei jeder Gärung – und daher auch im menschlichen Darm – entstehen Gase und Alkohole wie Butan, Propan,

Äthylalkohol und sogar das Methan, das das Ozonloch verursacht. Wiederkäuer wie die Kuh können das Gas über die Lunge ausatmen. Beim Menschen hingegen nimmt es seinen Weg in die andere Richtung.

Pupsrisiko mindern Interessant ist, dass Frauen und Männer gleich oft pupsen. Den Männern ist es weniger peinlich. Sie lassen etwas ungenierter »einen fahren« und gelten daher in Gesellschaft als ungehobelt und ungehörig. Männer haben sehr oft auch die kräftigeren Furze, weil sie sich meist deftiger ernähren: mit Bohnen, Linsen, Schweinefleisch. Dadurch steigt die Wahrscheinlichkeit für laute und übel riechende Pupse um ein Vielfaches.
Wer also zum häufigen Pupsen neigt, der hat die Möglichkeit, das Risiko dafür zu senken. Da gibt es mehrere Möglichkeiten:

- Halten Sie sich immer vor Augen: Die Verdauung beginnt schon im Mund. Das intensive Kauen von Nahrungsmitteln ist eine Art Vorverdauung. Es gibt da einen alten Spruch: Gut gekaut ist halb verdaut. Je größer die Nahrungsstücke sind, die man schluckt, desto mehr Arbeit haben die Bakterien im Dickdarm, desto mehr Gase entstehen, desto eher steigt die Wahrscheinlichkeit für einen Pups.
- Sprechen Sie beim Essen nicht ununterbrochen. Achten Sie darauf, dass Sie nicht zu viel Luft schlucken.
- Meiden Sie blähende Speisen. Sie fördern die Gasbildung. Dazu gehören zweifelsohne zu große Mengen an Fleisch, aber auch an Kohlenhydraten, zu viele Hülsenfrüchte und zu große Mengen an Blattsalaten. Und essen Sie keine großen Salatportionen nach 19 Uhr. Da die Leber zu dieser Zeit ihre Verdauungsarbeit gewaltig reduziert, bleibt vieles im Darm bis zum nächsten Morgen liegen. Dabei entstehen nicht nur minderwertige Fuselalkohole, sondern auch jede Menge Gase, die irgendwie rauswollen.

- Essen Sie weniger Süßigkeiten, und das selten. Bis vor 30 Jahren gab es meist nur viermal im Jahr Süßes zu besonderen Gelegenheiten. Heute kann man Süßes in Hülle und Fülle an jeder Tankstelle kaufen.
- Essen Sie frische regionale Lebensmittel. Meiden Sie Konserven. Tiefkühlware hingegen ist wunderbar.
- Denken Sie immer daran: Gekochtes ist immer besser und leichter verdaulich.
- Essen Sie niemals zu große Mengen auf einmal. Es ist eine große Belastung für die Bauchspeicheldrüse, wenn man zu viel Nahrung auf einmal konsumiert.
- Wer viel pupst, sollte wissen: Statt Bier trinken Sie besser gelegentlich ein Glas Wein.
- Apropos raus: Je mehr man sich nach dem Essen im Freien bewegt, am besten spazieren geht, desto weniger Gase werden gebildet. Und beim Gehen kann draußen leicht abgepupst werden.

Was früher selbstverständlich war …

Mancher wird jetzt fragen: Wenn Pupsen so wichtig für die Gesundheit ist, warum genieren sich die Menschen, darüber zu reden, warum sind die Mitmenschen so empört und entsetzt, wenn es einem in der Runde passiert? Pupsen gehört zu einem Tabu, das sich in unserer Gesellschaft erst entwickelt hat. Im Mittelalter ist man mit diesen Themen und Problemen viel großzügiger und offener umgegangen. Damals gab es eine heute undenkbare Begrüßung. Nämlich: »Wie geht es Ihrer Verdauung?« Und wer danach fragte, bekam auch eine ungenierte, detaillierte Antwort. Die letzte Phase des Stoffwechsels wurde im frühen Mittelalter keineswegs in Abgeschiedenheit vollzogen. Es gab damals noch nicht das »Örtchen«, auf das man sich ungestört und allein zurückzog. In adeligen Kreisen war es üblich, dass man diese Notwendigkeit in das gesellschaftliche Leben mit einbezog. Der Topf, auf den man sich setzte, war ein Statussymbol, aus Gold oder Silber, oft verziert mit wertvollen Steinen. Bei einem Festmahl standen viele dieser Töpfe an den Wänden des Saales. Und wenn einer musste, dann erhob er sich, begab sich zu seinem Topf und verrichtete ungeniert seine Nahrungsentsorgung. Wenn einer dieses Ritual nicht befolgte, sich mit dem Topf zurückzog, dann galt das als Beweis, dass er krank war oder etwas zu verheimlichen hatte. Damals wurde das Wort »Furzen« oder »Pforzen« ganz selbstverständlich gebraucht. Heute gesteht man den Pups nur einem Menschen zu und lächelt verständnisvoll: wenn er von einem Baby kommt. Das finden alle in der Familie lieb und nett.

Diese Selbstverständlichkeit, mit der man im Mittelalter und auch später offen über den Pups sprach, muss man sich vor Augen halten, wenn man den Satz von Martin Luther liest, den er einmal zu einem Gast sagte: »Warum rülpset und furzet ihr nicht? Hat euch das Essen nicht gemundet?« Das war nichts Besonderes damals. Das war eine ganz alltägliche, übliche Frage.

Was raus muss, muss raus Wir wollen sicher nicht ins Mittelalter zurückfallen. Doch wir sollten dem Pups vielleicht ein wenig verständnisvoller gegenüber eingestellt sein. Und wir sollten ihn nicht mit Gewalt über einen zu langen Zeitraum unterdrücken und zurückhalten. Wir sollten die Gase nicht gerade vor den Nasen anderer Menschen entweichen lassen, sondern zügig einen Ort aufsuchen, wo wir das ungeniert tun können. Vielleicht hilft Ihnen dabei auch ein Spruch aus dem 19. Jahrhundert: »Ein Pups im Zimmer, der stinkt immer. Ein Pups im Freien – ist zu verzeihen!«

Die verschiedenen Arten des Pupsens Prof. Dr. Wolfgang Frank kennt verschiedene Pupsformen. Da gibt es die einzelnen Furze und die Furzsalven, verbunden mit einem Blähbauch. Der Arzt definiert ganz genau:

- Der einzelne Furz, der einige Zeit nach dem Essen kommt und der am häufigsten auftritt, ist mehr oder weniger ein kraftvoller Ausdruck von Wohlbefinden und der Wohlfunktion. Also durchaus als positiv zu akzeptieren. Dazu ein Spruch aus alter Zeit: »Hin und wieder einen Pups in Ehren – kann niemand verwehren!«

- Anders ist das mit ausgesprochenen Furzattacken als Folge eines Blähbauches. Dazu Prof. Dr. Frank: »Das ist nicht gesund. Das sind untrügliche Zeichen, dass unser Darm Unlust und Unzufriedenheit verspürt. Wir muten ihm mehr zu, als er leisten kann. Diese Form von Pupsanfällen gehört unbedingt zum Arzt, der eine genaue Diagnose erstellen muss. Es könnte eine schwere Erkrankung vorliegen: an der Leber, am Darm oder an der Bauchspeicheldrüse. Vielleicht fehlt aber auch eine ausgewogene Nahrungszufuhr. Es könnte eine Unverträglichkeit gegenüber bestimmten Nahrungsmitteln vorliegen. Das heißt, es könnte sich um Laktose-, Fruktose-, Histaminintoleranz oder um Zöliakie oder Glutenunverträglichkeit handeln. Auch eine Allergie könnte dahinter stecken. Es kann aber auch eine gestörte Darmflora sein, die dringend einer Sanierung bedarf.«

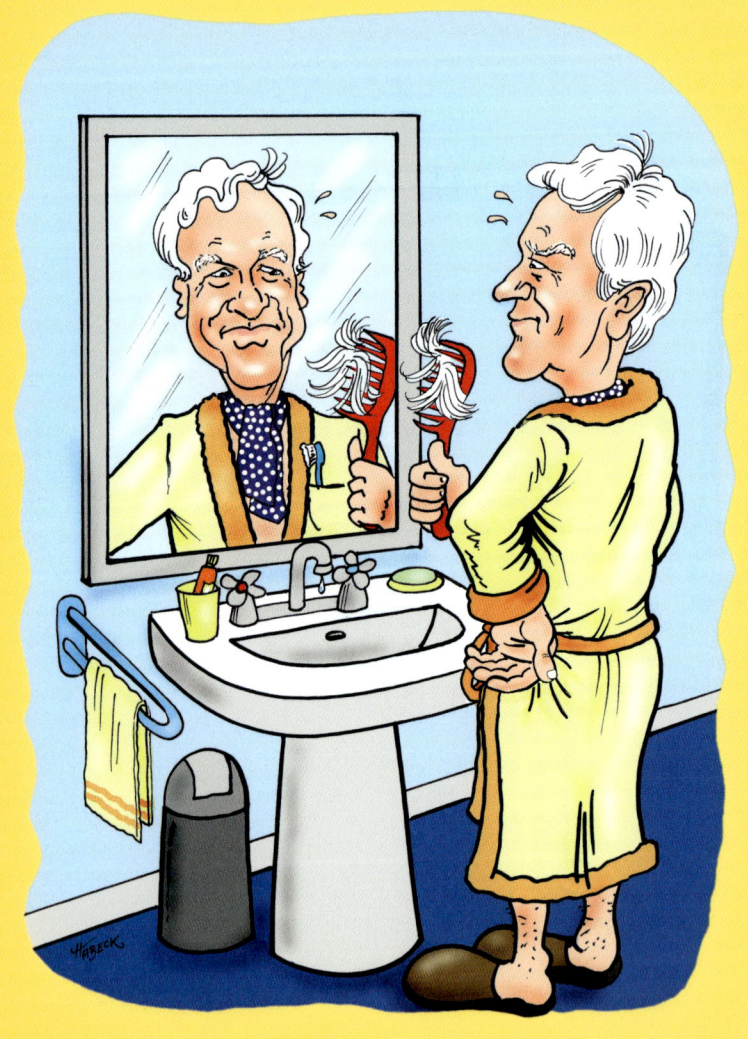

Schauplatz Kopf: Wenn Haare gehen und Läuse kommen …

Da treffen sich zwei Freunde, die schon gemeinsam in der Schule waren. Sie reden ein wenig über ihre einstigen Kameraden und was aus ihnen geworden ist. Da sagt der eine zum anderen: »Weißt du, dass aus dem langen Erwin ein erfolgreicher Geschäftsmann geworden ist?« Meint der andere: »Ja, aber es mir unbegreiflich, dass er mit seinen 2 Metern eine so kleine Frau geheiratet hat. Na ja, wo die Liebe hinfällt.« Darauf die Antwort: »Das war kein Zufall. Das war Berechnung!« – »Wieso Berechnung?« – »Seine Frau weiß bis heute nicht, dass er eine Glatze hat!«

Keine Haare auf dem Kopf oder beginnender Haarausfall sind ganz starke Tabuthemen, die nahezu alle Betroffenen in Panik versetzen. Wer da Hilfe bekommen möchte, muss offen mit seinem Arzt sprechen. Vor allem rechtzeitig. Ähnlich und weit harmloser ist es bei lästigen und hässlichen Schuppen. Auch da gibt es wirkungsvolle Rezepte. Und auch über ein Problem, das vor allem Kinder betrifft und immer mehr im Zunehmen ist, sollte man viel offener reden. Das sind die Kopfläuse. Sie sind nämlich kein Beweis für ungepflegte Haare. Im Gegenteil: Läuse mögen schönes, gepflegtes Haar meist viel lieber …

(K)eine haarige Sache

Glänzendes, dichtes Haar gilt seit Jahrtausenden als Zeichen von Vitalität, Schönheit und Freiheit. So wurden Sklaven vor Jahrhunderten kahl geschoren, um sie ihrer Würde zu berauben. Umgekehrt trug der französische Monarch König Ludwig XIII. eine Perücke, weil er seinen kahlen Kopf verstecken wollte – Startschuss für DEN neuen Modestil seiner Zeit. Auch heute gilt eine schwindende Haarpracht als erheblicher Schönheitsfehler. Die Betroffenen versuchen alles, um ihr »kleines Problem« zu vertuschen. Wer kennt sie nicht, die schräg über den Scheitel gekämmten Haarsträhnen, die die beginnende Glatze mehr schlecht als recht verdecken sollen? Ein offener, entspannter Umgang mit diesem Manko? Fehlanzeige! Wenn selbst Promis und Stars aus Film und Show Hut oder Kappe zu ihrem Markenzeichen machen, weil sie eine Glatze verbergen wollen …

Ein paar haarige Fakten Jedes Haar durchläuft einen dreiteiligen Wachstumszyklus: 85 % der Haare am Kopf sind in einem aktiven Wachstumszustand, für zwei bis sechs Jahre (Anlagenphase). 1 % befindet sich in einem Übergangsstadium, der sogenannten Katagenphase, die etwa zwei Wochen dauert. Die restlichen 14 % sind in der Telogenphase, der Endphase. Sie stehen sozusagen auf der Warteliste fürs Ausfallen und werden dann durch neue Haare ersetzt. Wenn aber mehr als nur diese alten Haare ausfallen, kann das ganz verschiedene Ursachen haben, etwa ein Mangel an Vitaminen, Mineralstoffen, Spurenelementen, Enzymen oder Koenzymen sowie Durchblutungs- und Kreislaufstörungen, Diabetes mellitus, Leberentzündungen, Erkrankungen des Magen-Darm-Trakts, Schilddrüsenüberfunktion, chemische Substanzen und seelische Überlastung. In den meisten Fällen aber handelt es sich um angeborenen Haarausfall, der auf Hormonstörungen zurückzuführen ist. Und die können sowohl Männer als auch Frauen belästigen.

Auch Frauen sind betroffen Wer glaubt, dass Haarausfall Männersache ist, der irrt also. Frauen sind vor allem in hormonellen Umstellungsphasen betroffen: nach einer Schwangerschaft oder während der Wechseljahre. Wer wissen will, welche Hormone in seinem Körper in Unordnung geraten sind, lässt am besten den Hormonstatus checken. Erstaunlich: In 90 % aller Fälle von Haarausfall bei Frauen ist das männliche Hormon Testosteron schuld. Dann nämlich, wenn über das normale Maß hinaus zu viel davon vorhanden ist. Die übrigen 10 % der von Haarausfall betroffenen Frauen dagegen leiden unter echtem Haarausfall, das heißt, die Haarwurzeln sind gegenüber Testosteron überempfindlich – leider eine unveränderliche Tatsache. Denn die Medizin kann in diesem Fall das Problem im wahrsten Sinne des Wortes nicht bei der (Haar-)Wurzel packen, nur ein wenig kosmetische Korrekturen leisten: mit östrogenhaltigen Haartinkturen, deren Hormonanteil so niedrig ist, dass er keine Nebenwirkungen hat, oder aber mit

In den Haaren liegt die Kraft? Die Sehnsucht nach vollem Haar entspricht einem uralten Verhaltensmuster. Psychologen haben herausgefunden: Männer sind überzeugt, dass Frauen mit vollem Haar die besseren Partnerinnen und Mütter sind. Umgekehrt denken Frauen, dass mit einem vollen Haarschopf ausgestattete Männer besser für eine Familie sorgen können.

Tinkturen, die die Blutgefäße an der Haarwurzel erweitern und damit den Stoffwechsel in den haarbildenden Zellen verbessern. Auch die Antibabypille kann Abhilfe schaffen. Aber bitte erst nach Rücksprache mit einem Arzt oder Hormonspezialisten! Auch gut zu wissen: In vielen großen Kliniken gibt es Haarsprechstunden für Frauen; die Kassenärztliche Vereinigung gibt Auskunft, welche Ärzte auf Haarprobleme spezialisiert sind.

Also doch: meist ein Männerproblem

Wussten wir es doch! Männer sind in viel größerem Maß als Frauen von Haarausfall betroffen. Und im Gegensatz zu den Frauen leidet mehr als die Hälfte aller Männer an erblich bedingtem Haarausfall, in der Medizin auch androgenetische Alopezie genannt. Bereits bei jedem Dritten unter 30 wird das Haar über den Schläfen, am Hinterkopf und am Scheitel lichter. Da ist die Glatze nicht mehr fern … Eine Studie des deutschen EMNID-Instituts liefert genaue Zahlen: 40 % der Männer im Alter zwischen 30 und 50 Jahren klagen über Haarausfall, 15 % der Männer in diesem Alter haben zumindest stark ausgeprägte Geheimratsecken, und weitere 3 % haben nur mehr einen traurigen Haarkranz.

Was passiert da im Körper des Mannes? Ein Enzym mit dem Namen 5-alpha-Reduktase ist der Übeltäter, es verändert in der Kopfhaut das männliche Sexualhormon Testosteron in Dihydrotestosteron. Und das lässt bei Männern, die erblich vorbelastet sind, die Haarwurzeln verkümmern. Die Folge: Die Haare werden dünner und fallen aus, die Haarfollikel stellen ihre Produktion ein. Besonders bitter: Lange hat man kein wirkliches Heilmittel gegen erblich bedingten Haarausfall gefunden. Ein gesundes Misstrauen gegen sogenannte Wundermittel, die uns von der Werbung immer wieder angepriesen werden, ist da also mehr als angebracht.

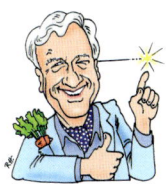 **Gut zu wissen** Ein gesunder erwachsener Mensch besitzt zwischen 80.000 und 120.000 Kopfhaare. Etwa 250 bis 450 Haare wachsen bei einem Europäer auf einem Quadratzentimeter Kopfhaut, bei blonden Menschen weniger, bei dunkelhaarigen mehr. Pro Monat wächst ein Haar etwa einen Zentimeter. Es ist ganz normal, wenn man täglich 60 bis 80 Haare verliert.

Wer wissen will, ob er an einer erblichen oder einer nichterblichen Form des Haarausfalls leidet, kann beim Hautarzt einen Haarwurzelstatus – ein sogenanntes Trichogramm – erstellen lassen. Dabei werden 50 Haare an exakt festgelegten Stellen des Kopfes entnommen und mit Hilfe eines Stereomikroskops untersucht. Durch die Auswertung der einzelnen Haarwachstumsphasen kann der Arzt das typische Muster des erblichen Haarausfalls erkennen, lange bevor sich das Haar tatsächlich lichtet. Nichterblicher Haarausfall kommt wie bereits gesagt seltener vor. Hier lösen sich die Haare oft büschelweise und an untypischen Stellen, wachsen allerdings auch schneller wieder nach, sobald die Ursache beseitigt ist.

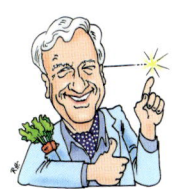 **Gut zu wissen** Ein Medikament zur Behandlung des ererbten Haarausfalls beim Mann ist Propecia. Hat man bereits eine ausgeprägte Glatze mit glatter, glänzender Kopfhaut ist es machtlos. Wenn man die Einnahme der Tablette aussetzt, fallen die Haare wieder aus. Man kann somit im Lauf seines Lebens selbst entscheiden: Haare oder Glatze. Es gibt Männer, die im fortgeschrittenen Alter mit der Einnahme der Tablette aufhören. Vielleicht weil es ihnen ab einem gewissen Alter sowieso egal ist, wie sie aussehen …?

41

Verlust von Haaren – Verlust von Lebensqualität Prof. Dr. Bernd Tischer vom EMNID-Institut hat nachgewiesen: 33 % der Männer mit Glatze fühlen sich älter und weniger attraktiv, 25 % haben generell Probleme, den Haarausfall zu akzeptieren. Ein Test hat außerdem ergeben: Männer mit Glatze haben im Berufsleben weniger Chancen. Das erklärt auch, warum viele Männer zu jedem möglichen Hilfsmittel greifen, sobald sich ihre Haare lichten.

Die Liste der »Rezepte« ist lang: die schon erwähnten Haarsträhnen, die von der Seite über die hohe Stirn gekämmt werden; tägliche Haarwäschen mit Bier; Massagen mit Murmeltierfett, Honig oder Quark – bis hin zu Hühnermist! Der Kampf der kahlen Köpfe um Haare ist jahrtausendealt. So wird auf einem altägyptischen Papyrus eine Mixtur aus Honig, pulverisierten Eselszähnen, Nilpferdfett und Gazellenkot als Rezept gegen Haarausfall gepriesen. Angeblich stammt dieses Rezept von Cäsar. Der Lorbeerkranz, den er auf seinem Kopf trug, spricht aber wohl gegen den Erfolg dieses Wundermittels …

Perücke oder Toupet? Im Mittelalter waren es die schon erwähnten Perücken, die den Haarverlust kaschieren sollten. Die armen Leute hatten auch hier das Nachsehen: Wer sich keine Perücke leisten konnte, versuchte sein Glück mit Mäusedreck, Maulwurfsblut oder einer Salbe aus Eigelb und Süßholz, Leinöl, Alaun und Rosenöl. Aber die Kahlköpfigen heutzutage sind nicht weniger – nun – einfallsreich: So behauptete im Jahre 1984 ein ostfriesischer Bauer, seine Haare wären wieder nachgewachsen, weil ihm seine Kuh regelmäßig die Glatze geleckt hatte. Immerhin: Perücken und Toupets jedoch sind auch heute noch üblich. Häufig lassen sich Männer – und übrigens auch Frauen – außerdem Haare aus ihrem Nacken operativ auf den Kopf verpflanzen.

Hilfe aus der Natur

Hilfe gegen Haarausfall hat sich die Wissenschaft auch von der Natur erhofft und ist fündig geworden: Bockshornkleesamen und die Aminosäure Arginin haben sich bewährt. Bockshornkleesamen ist ein uraltes Naturmittel zum Stärken der Haare, aber auch zur Regeneration von Haarwurzeln. Schon die heilige Hildegard von Bingen hat von dieser Wirkung des Bockshornkleesamens berichtet. Mit der Zeit geriet der Bockshornkleesamen in Vergessenheit, bis man ihn 1982 sozusagen zufällig wieder entdeckte, als nämlich ein bayerischer Geschäftsmann, der an schwerer Bronchitis litt, über einige Jahre hinweg täglich vier bis sechs Liter Bockshornkleetee trank. 1985 war er gesund. Und seine Therapie hatte einen positiven Nebeneffekt: Auf seinem früher sehr gelichteten Kopf sprossen wieder Haare.

Haaraktivator Bockshornklee Doch geriet irgendwie auch dieser Fall wieder in Vergessenheit, lediglich die Universität von Natal in Südafrika beschäftigte sich weiter mit dem Bockshornkleesamen und fand Folgendes heraus:

Die Wirkung des Bockshornkleesamen-Extrakts beruht auf einem tatkräftigen Team spezieller Stoffe, den Flavonoiden, Saponinen, der Aminosäure Lysin, dem Spurenelement Eisen und als Hauptwirksubstanz dem pflanzlichen Hormonstoff Trigonellin. Besonders erfreulich: Bockshornkleesamen wirkt gegen die verschiedenen Formen des Haarausfalls – kreisrunden Haarausfall, hormonbedingten Haarausfall sowie Haarausfall aufgrund der Einnahme bestimmter Medikamente – und stärkt dünnes, brüchiges und schuppiges Haar. Bockshornkleesamen-Extrakt gibt es in der Apotheke in Kapselform für die innerliche und als Tropfen und Shampoo für die äußerliche Anwendung und ist für Männer und Frauen gleichermaßen geeignet. Eine Wirkgarantie gibt es zwar nicht, doch einen Versuch ist es allemal wert.

Ein neues Haarwuchsprogramm Der deutsche Haarexperte Friedrich Meindok hat viele Jahre geforscht, Natursubstanzen geprüft, gemixt und dabei ein vollkommen neues Verfahren entwickelt – die My Dok-Therapie. Hinter diesem hochtrabenden Namen verbirgt sich eine biologische Wirkstoffkombination, aufgebaut auf einem Aminosäurenkomplex. Doch der Weg zur offiziellen Anerkennung war steinig. Da die Kur von etlichen Ärzten mit Erfolg sowohl bei Frauen als auch bei Männern angewendet worden war, wollte Friedrich Meindok durch eine Prüfung am Institut Dermatest in Münster sowie eine Studie die Wirksamkeit des von ihm entwickelten Mittels bestätigen lassen. Misstrauisch gegen die vermeintlichen Wundermittel gegen Haarausfall, lehnte der Institutsleiter zunächst entschieden ab, gab dann jedoch nach und ließ eine klinisch-dermatologische Studie durchführen, deren Ergebnis auch ihn überzeugte.

Sein Fazit: Die My Dok-Therapie vermag innerhalb von drei Monaten erblich bedingten Haarausfall sowohl bei Männern als auch bei Frauen zu stoppen. Das Haartonikum aus der Apotheke – ohne Konservierungsstoffe, Hormone und Parfüm – setzt direkt an der Haarwurzel an. Inaktive Haarwurzeln werden wieder mit Nährstoffen versorgt, neues Wachstum wird angeregt. Die Behandlung ist einfach: Das Haartonikum wird zuerst sechs Monate lang zweimal täglich – morgens und abends – ins trockene Haar, und zwar in die gesamte Kopfhaut, zwei Minuten lang einmassiert; danach nicht ausspülen. Am besten benützt man außerdem das dazugehörige Haarshampoo.

Hoher Ekelfaktor: Kopfläuse

Wenn es eine Hitliste der unangenehmsten Tabuthemen gäbe, würden sie bestimmt einen der vorderen Plätze belegen: die Kopfläuse. Hatte man diese lästigen Krabbler zumindest in unseren Breiten als längst ausgestorben bzw. sie als Problem gewisser Bevölkerungsgruppen angesehen, so ist inzwischen eines klar: Die Kopflaus lebt, sie lebt sogar sehr gut. Seit einigen Jahren taucht sie vor allem in Schulen und Kindergärten mit schöner Regelmäßigkeit auf. Sie breitet sich epidemieartig aus, macht Eltern, Erziehern und Lehrern große Sorgen – und vor allem viel Arbeit!

Rasches Handeln ist gefragt

Betroffene Eltern und Kinder tun alles, um die vermeintliche Schande zu verbergen, bringt man Läuse doch immer noch fälschlicherweise mit mangelnder Sauberkeit und Hygiene in Zusammenhang. Dabei ist es keine Schande, Läuse zu haben, denn sie kommen in den »besten« Familien vor. Eine Schande ist es nur, nichts dagegen zu unternehmen. Rasches Handeln ist gefragt, sobald man die ersten Tierchen oder Eier entdeckt. Zu den besonders bevorzugten Orten der Laus gehören Kindergärten und Schulen, vor allem Grundschulen, da der Körperkontakt der Kinder dort meist besonders eng ist und die Jacken und Mützen an den Garderoben nah beieinander hängen – der ideale Weg für Läuse, sich rasch auszubreiten. Am häufigsten befallen werden Kinder im Alter von fünf bis zehn Jahren, aber auch ältere Kinder und Erwachsene sind nicht gegen diese Plagegeister gefeit. Zu den Lieblingsplätzen der Laus gehört langes oder lockiges Haar. Für die Betroffenen ist es sicher kein großer Trost, dass Kopfläuse an und für sich ungefährlich sind, jedenfalls wenn man darauf achtet, dass sie sich nicht ausbreiten. Denn wenn die Kopfhaut erst juckt und die Kinder zu kratzen beginnen, kann es schnell passieren, dass sich diese Stellen entzünden und sich Pusteln, Abszesse und Ekzeme bilden.

Äußerst starke Zeitgenossen Kopfläuse sind flügellose Insekten, die sich als Parasiten ausschließlich vom Blut aus der Kopfhaut des Menschen ernähren. Um an die begehrte Flüssigkeit zu kommen, stechen sie in die Haut und sondern ein Gift ab, damit das Blut nicht gerinnt. Die unangenehme Folge von Kopfläusen: hässliche Hautrötungen und schlimmer Juckreiz, unter dem die Kinder so sehr leiden.

Kleine Ursache, große Wirkung: Läuse sind nur etwa drei Millimeter groß und haben drei Beinpaare, die mit Klammern versehen sind. Damit halten sie sich an Haaren und Kopfhaut fest. Die Tierchen können mit diesen Klammern einem Zuggewicht standhalten, das das 2.000fache ihres Körpergewichts beträgt. Kein Wunder, dass man sie so schwer aus den Haaren entfernen kann.

Der Herbst kommt – die Läuse auch … Lehrer und Erzieher werden es bestätigen können: Gerade nach den Sommerferien kommt es zu vermehrten Läuseplagen. Die Gründe liegen auf der Hand: der Trend zu Reisen in ferne, exotische Länder sowie der enge Kontakt der Kinder und Jugendlichen mit vielen anderen Gleichaltrigen im Urlaub. Besonders gefährlich sind da Zeltlager und Ferienaufenthalte in Jugendcamps. Als unbemerktes, aber unliebsames Mitbringsel werden die Tierchen dann mit nach Hause gebracht und können sich nach Wiederbeginn von Schule und Kindergarten ungestört ausbreiten. Die Übertragungswege sind ebenso vielfältig wie perfide: direkt von Kopf zu Kopf über Kopfbedeckungen, Kleidung, Kämme, Bürsten, Decken, Kopfkissen und Plüschtiere. Besonders heimtückisch sind die Nissen, die Eier der Läuse. Sie sind länglich-oval, anfangs weißlich glänzend, später gelblich bis braungelb und mit gerade mal 0,8 Millimeter so winzig, dass man sie mit bloßem Auge kaum erkennen kann.

Bis aus den Nissen Larven schlüpfen, aus denen dann Läuse werden, vergehen 18 Tage, das heißt, selbst wenn man sich nicht betroffen fühlt, kann man doch Nissen mit sich herumtragen, die für Läusenachschub sorgen. Und leider sind Nissen äußerst schwierig aus den Haaren zu entfernen, denn die Laus klebt sie mit einem sehr stark haftenden, wasserunlöslichen Kitt ans Kopfhaar. Durch eine bloße Haarwäsche können sie nicht entfernt werden, dazu braucht es schon einen speziellen fein gezinkten Nissenkamm aus der Apotheke.

Leider sind Läuse, Nissen und Larven auch noch äußerst widerstandsfähig. Starke Kälte, aber auch große Hitze können ihnen gar nichts anhaben. Erst Temperaturen ab 40 bis 45 °C machen ihnen zu schaffen, bei höheren Temperaturen gehen sie zugrunde. Ein weiteres »Leider«: Das Lausweibchen ist sehr fruchtbar, es legt jeden Tag vier Eier. In seinem dreiwöchigen Leben kann es somit etwa 90 Eier legen.

Läusebefall erkennen Wie erkennt man als Laie, dass jemand von Kopfläusen befallen ist? Das Wichtigste ist die Kontrolle: Wenn sich jemand unentwegt kratzt, vor allem hinter den Ohren, am Hinterkopf und im Nacken, kann man davon ausgehen, dass derjenige Läuse hat. Man sollte dann Haare und Kopfhaut genau unter die

Lupe nehmen, und das im wahrsten Sinn des Wortes: Eine Lese-lupe eignet sich wunderbar dazu. Gar nicht so leicht auszumachen, ob es sich um Nissen oder Schuppen handelt. Während die Schuppen den Haarboden bedecken und sich leicht aus den Haaren streifen lassen, haften die Nissen fest an den Haaren, eine neben der anderen.

Ganz wichtig: Sobald man Nissen oder gar Läuse entdeckt, muss man die Schule oder den Kindergarten verständigen. Die betroffenen Kinder müssen zu Hause bleiben. Wenn die Läuse in der Schule oder im Kindergarten entdeckt werden, müssen die Kinder unverzüglich nach Hause geschickt werden, damit die Weiterverbreitung vermieden werden kann.

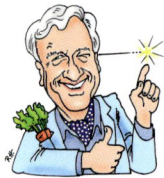 **Wichtig zu wissen** Die Kinder dürfen erst wieder in Kindergarten und Schule gehen, wenn ein ärztliches Attest vorliegt, auf dem die Laus- und Nissenfreiheit bestätigt wird.

Der Laus den Garaus machen

Früher hat man befallene Kinder kahl geschoren und die Kopfhaut mit Petroleum eingerieben – nicht gerade die sanfte Methode. Das handhabt man heute zum Glück anders: Es gibt in der Apotheke Antiläusesprays oder Gels und Shampoos auf chemischer Basis, die

Gepflegter Lausbefall Früher hat man gesagt: Kopfläuse sind ein Zeichen für ungepflegtes Haar. Das stimmt nicht! Sie fühlen sich auch in gepflegtem Haar überaus wohl. Und sie werden auch von gepflegten Haaren zu gepflegten Haaren weiterübertragen. Allerdings breiten sie sich in ungepflegtem Haar schneller aus.

aber bei einer so kurzen Anwendung nicht gefährlich sind. Nach einer bestimmten Einwirkungszeit sterben Läuse und Nissen ab. Wichtig: Sich genau an die Gebrauchsanweisung halten, denn Chemie bleibt nun einmal Chemie. Bei zu langer Einwirkung schädigt man die Kopfhaut.

Die abgetöteten Läuse und die Eier müssen mit dem Nissenkamm entfernt werden. Das geht leichter, wenn man nach der Haarwäsche eine Spülung mit Essigwasser macht (ein Esslöffel Essig auf ein Liter Wasser), denn diese Mischung weicht die Kittsubstanz, mit der die Nissen festgeklebt sind, auf.

Wichtig: Unbedingt nach acht bis zehn Tagen kontrollieren, ob sich aus restlichen, nicht abgetöteten Nissen doch wieder neue Läuse entwickelt haben. Wenn ja, muss die Behandlung konsequent wiederholt werden. Am besten danach die Haare gründlich und sehr warm waschen.

Wann muss man sofort zum Arzt?

• Bei Säuglingen oder Kleinkindern, denn hier muss der Arzt das genaue Antilauspräparat verschreiben.
• Wenn bereits eine Infektion auf der Kopfhaut nach Läusebissen vorliegt, zu erkennen meist an Hautveränderungen.

Weitere Maßnahmen, um Läuse dauerhaft zu besiegen:

• Kopfkissen und Handtücher auskochen.

• Die gesamte Wäsche muss bei 60 °C gewaschen werden. Wenn das nicht möglich ist, packt man sie für drei bis vier Wochen in einen dicht verschlossenen Plastiksack. Das hungert dann auch die letzten noch vorhandenen Läuse aus.

- Auch Bürsten, Kämme und Haarschmuck müssen ausgekocht werden.

- Sonstige Gegenstände wie Autositze und Polstermöbel in der Wohnung sollte man unbedingt mit einem Antiläusespray desinfizieren. Leider riechen diese Sprays nicht gerade gut, ein wenig wie Petroleum.

- Böden und Polstermöbel müssen von losen Haaren gründlich mit einem Staubsauger befreit werden.

- Plüschtiere und Spielzeug sollte man entweder mit einem Antiläusespray desinfizieren oder in die Sauna bei 80 °C legen. Man kann die Gegenstände auch 30 Minuten lang mit dem heißen Föhn entlausen.

Was kann man vorbeugend tun? Alle, die mit dem befallenen Kind engen Kontakt haben, müssen sich vor einem Läusebefall schützen; das gilt z. B. für Geschwister, Eltern, Freunde, Großeltern. Und nach der Entlausung muss auch das betroffene Kind vor einem Wiederbefall geschützt werden. Ein Schweizer Forschungsinstitut hat in Studien nachgewiesen, dass ein spezielles Weidenteershampoo aus der Apotheke den besten Schutz vor Läusebefall bietet. Es enthält einen Extrakt der Weidenrinde, kombiniert mit hoch dosiertem Extrakt aus Thymianöl. Normalerweise verwendet man es vor allem gegen Schuppen und Juckreiz am Kopf – doch auch Läuse mögen es gar nicht. Empfohlen wird die regelmäßige Haarwäsche mit diesem Shampoo; so ist man ziemlich sicher gegen Lausbefall geschützt. Unterstützend wirkt ein Kräuter-Conditioner mit Extrakten aus Zinnkraut und Birke.

Weitere lausige Plagegeister

Es gibt außer Kopfläusen noch zwei andere Arten von Läusen, die via direkten Kontakt oder via Kleidung übertragen werden: Körper- und Filzläuse – beides auch keine angenehmen Zeitgenossen.

Körperläuse leben überwiegend in Säumen und Falten der Kleidung. Man sollte daher bei Verdacht auf Körperläuse niemals fremde Kleidung anziehen. Körperläuse sind deshalb gefährlich, weil sie auch Krankheiten von Mensch zu Mensch übertragen können.

Filzläuse besiedeln sowohl die Haut als auch die Haare am Körper. Sie bevorzugen den Schambereich, die Achselhöhlen, aber auch die Wimpern des Menschen. Filzläuse werden über sexuelle Kontakte, infizierte Kleidung oder auch über Bettwäsche verbreitet. Eine gute Nachricht: Körper- und Filzläuse kommen in Mitteleuropa nur ganz selten vor.

Viel Hygiene hilft viel Wen es aber doch erwischt hat, der muss unbedingt einen Arzt aufsuchen! Für den Betroffenen selbst gilt: peinliche Sauberkeit für Körper, Kleidung, Bettwäsche und Wohnung! Die meisten infizierten Gegenstände können leicht gewaschen werden: Kleidung, Bettwäsche, Handtücher, Stofftiere und Kopfbedeckungen.
Für Gegenstände, die nicht gewaschen werden können, gilt: Möglichst luftdicht in eine Plastiktüte packen und für 24 Stunden ab damit in die Tiefkühltruhe oder das Gefrierfach.
Nähere Auskünfte zum Kampf gegen Läuse gibt es bei allen niedergelassenen Ärzten, bei Schulärzten und bei allen Gesundheitsbehörden.

Leider nicht zu übersehen – Schuppen

Ganz ehrlich: Das ist Ihnen sicher auch schon passiert. Sie reden mit jemandem und dann – igitt! Auf den Schultern und am oberen Rückenansatz Ihres Gesprächspartners: alles voll mit Haarschuppen, deutlich sichtbar. Ihre Reaktion sicher: Sie ekeln sich, denken: Na, dem sollte man aber mal eine Haarwäsche mit einem geeigneten Shampoo verpassen! Aber – haben Sie ihn diskret auf die Schuppen aufmerksam gemacht? Sicher nicht. Höchstens sehr guten Freunden gibt man einen diskreten Tipp …

Wann Schuppen zum Problem werden Was die meisten nicht wissen: Schuppen sind im Grunde genommen kein Haar-, sondern ein Hautproblem. Sie sind nichts anderes als mikroskopisch kleine Hautzellen, die bei der normalen Zellerneuerung der Kopfhaut verhornen und von nachwachsenden Zellen als kleine Schuppen abgeschoben werden. Schuld an der Schuppenplage ist der Hefepilz Malassezia furfur, der in der Bakterienflora jeder Kopfhaut vorkommt, sich aber durch trockene Heizungsluft, Stress, aggressive Haarpflegemittel, Stoffwechsel- und Hormonstörungen stark vermehren kann.

Auch eine übermäßige Haarpflege mit falschen Mitteln, paradoxerweise auch mit aggressiven Schuppenshampoos, reizen die Haut zusätzlich, sodass sie zu jucken und schuppen beginnt. Ein ungesunder Lebensstil mit zu viel Arbeit, zu ausschweifendem Partyleben, zu wenig Schlaf und zu viel Fastfood kann ebenfalls eine vermehrte Schuppenbildung auslösen.

Die weiße Plage bekämpfen

Grundsätzlich gilt: Wann immer Sie Schuppen in Ihren Haaren entdecken, sollten Sie nicht einfach zum nächstbesten Schuppen-shampoo aus dem Supermarkt greifen, sondern den Hautarzt auf-suchen. Ganz besonders dann, wenn Sie rote Stellen oder Pusteln an der Kopfhaut bemerken. Wenn es sich nachweislich um einen von Pilzen verursachten Schuppenbefall handelt, wird Ihnen der Arzt ein sogenanntes antimykotisches Präparat verschreiben. Abgesehen davon sollten Sie einige Regeln im Alltag beachten:

- Für genügend Schlaf sorgen.
- Auf eine ausgewogene, vielseitige Ernährung mit reichlich Vita-minen, Mineralstoffen und Spurenelementen achten. Wichtig ist vor allem das Spurenelement Zink, es ist in Haferflocken, Meeres-fisch, Austern, Vollkornprodukten und Hühnerfleisch, speziell Brust-fleisch, vorhanden.
- Wenn während einer Diät Schuppen auftreten, Diät beenden.
- Probleme, die die Seele belasten, aus dem Leben verbannen. Wenn Stress und Ängste das Leben beherrschen, konstruktiv nachden-ken, was man daran ändern kann.
- Die Devise für die Freizeit lautet: totale Entspannung. In die Bade-wanne legen, Sport, Meditation, autogenes Training, Yoga.
- Sorgsam mit Ihren Haaren umgehen. Kämme und Bürsten sauber halten, Hüte, Mützen, Kappen, Kopftücher, Stirnbänder und Haar-schmuck regelmäßig reinigen.
- Vor jeder Haarwäsche die Haare gründlich mit Wasser spülen, damit die Schuppen – so gut es geht – entfernt werden.
- Nach dem Haarewaschen die Haare ausreichend mit Wasser spü-len. Restbestände von Shampoos können Schuppenbildung anregen.

- Besonders riskant: die Haare mit herkömmlicher Seife zu waschen. Seifenreste, die zurückbleiben, reizen die Kopfhaut und fördern die Schuppenbildung.

Doch die Natur verspricht Abhilfe. Wissenschaftler der Schweizer Rausch-Forschung, gegründet und benannt nach dem deutschen Friseurmeister Josef Wilhelm Rausch (1868–1935), haben zwei »sanfte« Schuppenkuren auf natürlicher Kräuterbasis entwickelt:

Antischuppenkur Nr. 1 Bei trockenen Schuppen ohne Rötungen der Kopfhaut ist das beste Naturmittel Huflattichlotion sowie -shampoo (aus der Apotheke). Beide enthalten neben dem reizmildernden und entzündungshemmenden Huflattich ätherische Öle aus Klettenwurzel und Zitronenmelisse. Die Klettenwurzel wirkt reizhemmend, die Zitronenmelisse beruhigt die Kopfhaut.

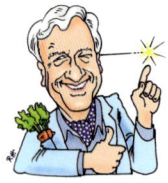

Gut zu wissen Wenn man ein Antischuppenshampoo anwendet, muss man es länger als normal einmassieren. Nur so können die Inhaltsstoffe intensiv wirken.

Wichtig: Man darf nicht zu viel vom Shampoo verwenden, höchstens eine walnussgroße Portion; bei kurzem Haar genügt sogar eine haselnussgroße Menge. Beim Spülen sollte man doppelt so

Stigma Schuppen Eine wissenschaftliche Studie des Münchner Meinungsforschungsinstituts EMNID hat ergeben: 67,3 % der Befragten empfinden Schuppen als unappetitlich und abstoßend. Rund 60 % halten Menschen mit starkem Schuppenbefall für ungepflegt.

viel Zeit aufwenden, wie das Einmassieren des Shampoos gedauert hat. Auch hier gilt wieder: Es dürfen keine Shampooreste im Haar zurückbleiben.

Antischuppenkur Nr. 2 Bei fettigen, groben, stark haftenden Schuppen mit Rötungen und Juckreiz wirkt in erster Linie Weidenteershampoo (aus der Apotheke). Es ist mit Thymianöl, Schwefel und Salizylsäure kombiniert. Das Shampoo löst die Schuppen schonend ab, wirkt antiseptisch und stoppt die Überproduktion der Talgdrüsen. Das Ergebnis einer Studie einer deutschen Universität kann sich sehen lassen:

• Bereits nach sechsmaligem Haarewaschen mit dem Huflattichshampoo und intensivem Einmassieren des Shampoos war die Schuppenmenge innerhalb von zwei Wochen um zwei Drittel reduziert. Bei den schwerer zu behandelnden fettigen Schuppen gab es nach drei Wochen Pflege mit Weidenteershampoo ebenso deutlich sichtbare Erfolge.

• Noch schneller ging es den Schuppen an den Kragen, wenn zusätzlich zum Weidenteershampoo eine Huflattichlotion verwendet wurde.

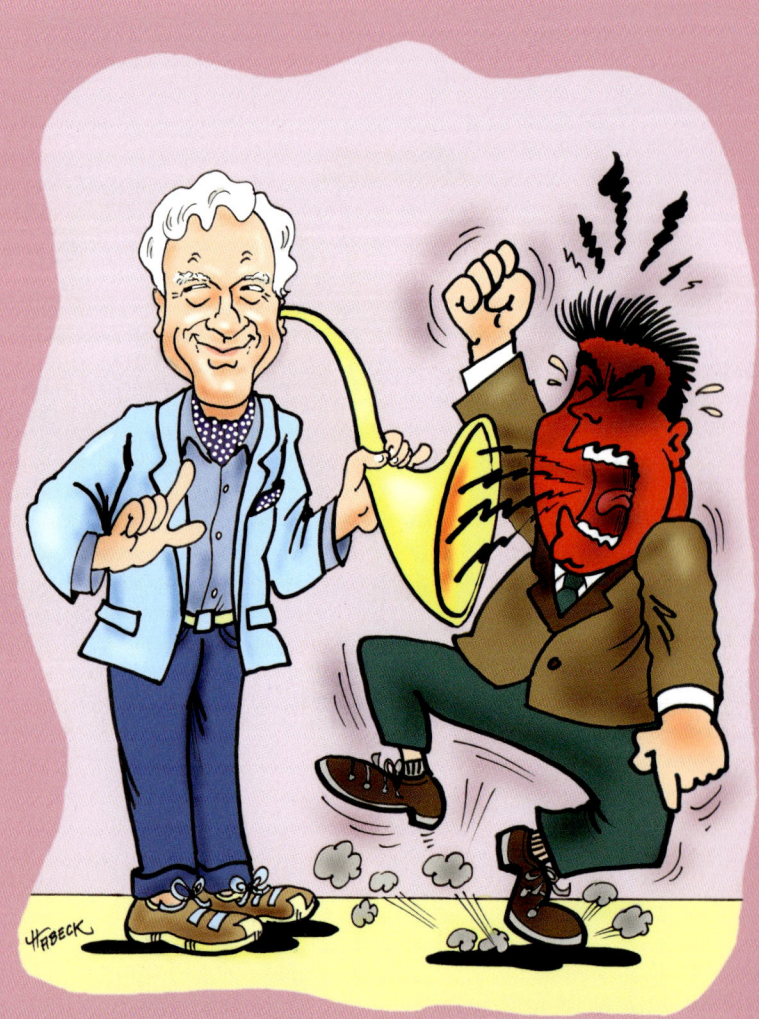

Nix hören, nix sehen, nix merken: peinlich, aber nicht hoffnungslos

Ein verzweifelter Mann kommt zu seinem Arzt: »Herr Doktor, ich leide in jüngster Zeit an Vergesslichkeit. Ich weiß mitunter nicht, was ich Minuten vorher gesagt habe!« Sofort erkundigt sich der Arzt: »Seit wann haben Sie das denn?« – Da kommt die Gegenfrage: »Seit wann soll ich was haben …?« Zur Vergesslichkeit weiß ich noch eine Anekdote: Eine Frau betritt aufgelöst und ratlos das Ordinationszimmer des Arztes: »Herr Doktor, es ist furchtbar. Mein Mann leidet an Gedächtnisschwund. Ich rede oft stundenlang auf ihn ein und will ein Problem mit ihm diskutieren. Am Ende unseres Gespräches weiß er überhaupt nichts mehr davon.« Darauf der Arzt: »Liebe Frau, das ist kein Gedächtnisschwund, das ist eine Gnade …!«

Wer eines Tages merkt, dass er Probleme mit der geistigen Fitness hat, bitte keine Panik. Das muss nicht immer gleich eine Demenzerkrankung sein. Unser Gehirn muss heutzutage viel leisten, ist oft auch überfordert. Da gibt es Naturrezepte, mit denen man das Problem lösen kann. Liebe Freunde, lasst uns aber auch im folgenden Kapitel ganz offen und ehrlich über Schwerhörigkeit und über Probleme mit den Augen reden …

Schwerhörigkeit –
wenn die Ohren müde werden

Was für eine furchtbare Vorstellung: Leben in einem geräusch-
losen Raum, in den nichts mehr vordringt, weder das Ticken der
Uhr noch die Türklingel oder das Telefon (okay, auf manchen Lärm
könnte man gut verzichten, Verkehr, Baustellenlärm etc. … aber
das steht auf einem anderen Blatt!). Fernsehen oder Radio? Geht
nur ganz laut gestellt, sehr zum Ärger der Familie oder der Nach-
barn … Gespräche, Theater oder Konzert? Auch nicht so einfach,
wenn man nur noch die Hälfte mitbekommt. Und draußen in der
Natur fragt man sich, warum denn die Vögel nicht mehr so eifrig
zwitschern wie früher. Als Fußgänger oder Radfahrer kann man
manch unliebsame Überraschung erleben, etwa wenn man ein
herannahendes Auto erst im letzten Moment bemerkt, weil man
es vorher nicht gehört hat. Alles ein Problem einiger uralter Leute?
Weit gefehlt: Das sind beileibe keine Einzelfälle, die nur Alte betreffen – 15 Millionen Deutsche, und zwar keineswegs nur alte Leute,
leiden unter Schwerhörigkeit.

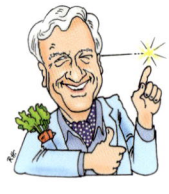

Wichtig zu wissen Wenn Menschen schlecht
hören, verlieren sie ein ganz entscheidendes Stück
Lebensqualität. Nicht umsonst heißt es: »Wer nicht
sehen kann, verliert das Gefühl für die Dinge. Wer
nicht hören kann, der verliert das Gefühl für das
Leben!«

Jeder dritte 40-Jährige und jeder zweite 70-Jährige hat Probleme mit den Ohren. Besonders alarmierend: Bereits 6 % der Jugendlichen unter 20 Jahren hören schlecht – Tendenz steigend!
Wie kommt es dazu? Hörschwächen und -probleme gab es schon immer, in jüngster Zeit allerdings sind sie zu einem wahren Massenproblem geworden. Die Ursachen sind vielfältig.
Alter: Das menschliche Gehör nutzt sich mit dem Alter ab, da die Versorgung der Blutgefäße des Innenohrs schlechter wird – bis zum Absterben der unterversorgten Sinneszellen.
Lärm: Unsere Welt wird immer lauter, Autos, Flugzeuge, Baumaschinen, Haushaltsgeräte und – nicht zu unterschätzen – Musik. Was die Ohren angeht, sind wir eben sozusagen in der Steinzeit stehen geblieben: eingestellt auf leise Naturgeräusche wie Blätterrauschen, Wellengeplätscher, Vogelgezwitscher. Umstellung auf die heutigen überlauten Lärmquellen? Fehlanzeige!

Lärm – akustische Umweltverschmutzung Vor 100 Jahren hat der berühmte Arzt Dr. Robert Koch vorausgesagt: »Eines Tages wird der Lärm der Feind Nummer eins für unsere Gesundheit sein!« Er sollte leider Recht behalten … Doch sind wir anscheinend noch nicht so weit, das Problem zu erkennen – und es entsprechend zu bekämpfen. Im Gegenteil, es wird ignoriert. Dabei sollte diese Zahl eigentlich alle aufrütteln: 70 % aller Deutschen – das sind mehr als 55 Millionen Menschen – leiden unter Lärm. Noch ein paar Zahlen gefällig? Jährlich gibt es in Deutschland über 5 Millionen Starts und Landungen von Flugzeugen. Mehr als 30 Millionen Autos sind unterwegs. 100 Millionen Radioapparate, Discmen und Stereoanlagen sind in Betrieb. Eine unüberschaubare Zahl von Haus- und Küchengeräten sowie Baumaschinen beschallen den Alltag. Ganz zu schweigen von Diskomusik und Popkonzerten.

Lärm belastet Lärm ist Stress für den Organismus und macht in der Folge krank – als Erstes natürlich die Hauptleidtragenden, unsere Ohren. Bei Berufskrankheiten steht die Lärmschwerhörigkeit mit 33 % bereits an zweiter Stelle.
Besonders alarmierend: Dauerhaft durch Lärm geschädigte Sinneszellen erholen sich nicht mehr.

So funktioniert Hören

Das menschliche Ohr besteht aus dem Außenohr, dem Mittelohr und dem Innenohr. Sie haben gemeinsam die Aufgabe, Schallwellen zu erfassen und zum Gehirn weiterzuleiten.
Das *Außenohr:* Die Ohrmuschel ist der einzig sichtbare Teil des Ohrs; mit ihrer schneckenartigen Trichterform nimmt sie den Schall auf und leitet ihn über den Gehörgang an das Mittelohr weiter. Diese Form macht ein Richthören möglich, man kann also auch einen Schall vernehmen, der von hinten kommt.
Im *Mittelohr* versetzt der Druck der Schallwellen das Trommelfell in Schwingungen. Diese werden auf drei winzige Knöchelchen übertragen, den Hammer, den Amboss und den Steigbügel. Wie eine Brücke überträgt die sogenannte Gehörknöchelchenkette die Schwingungen an das Innenohr. Dabei fungiert das Mittelohr als Verstärker.
Im *Innenohr* nimmt das Vorhoffenster zuerst den Schalldruck auf und überträgt diesen dann auf die mit einer Flüssigkeit gefüllte Ohrschnecke. In dieser Schnecke werden mikroskopisch kleine Härchen durch die Flüssigkeit in Bewegung versetzt. Dabei werden die bisherigen Druckimpulse in elektrische Reize umgewandelt und von den Fasern des Hörnervs an das Gehirn weitergeleitet.

Hörgeräte – Hightech fürs Ohr

Man sollte meinen: Wenn man bemerkt, dass man schlechter als früher hört, unternimmt man sofort etwas dagegen. Doch weit gefehlt! Denn von den 15 Millionen Betroffenen in Deutschland tragen nur 2,5 Millionen ein Hörgerät. Warum? Ja, ja, die liebe Eitelkeit: Hörgeräte haben ein »schlechtes Image«, sie gelten als Symbol für Altsein, Behinderung und Gebrechlichkeit. Vielerlei Vorurteile sind da zu hören: Die Geräte sind hässlich und für alle sichtbar. Da muss man ständig an einem Rädchen herumdrehen und hört am Ende doch nichts.

Das alles sind Ammenmärchen, die vielleicht vor langer Zeit einmal zutreffend waren, mittlerweile aber völlig überholt sind. Doch das wissen viele nicht – oder wollen es nur nicht wissen? Heute sind Hörgeräte kleine und kleinste Wunderwerke, in denen eine bewundernswerte Hörtechnologie steckt.

Das geht ins Ohr

- Krankheiten: Infektionen des Ohrs, beispielsweise eine Mittelohrentzündung, können zu Schwerhörigkeit führen; ebenso grippale Infekte, Masern, Scharlach, Gehirnhautentzündungen und Infektionen der oberen Atemwege. Weitere Ursachen sind außerdem Deformationen des Gehörgangs, etwa durch Verknöcherung der Gehörknöchelchenkette. Hier muss meist operiert oder mit Medikamenten behandelt werden. Sehr oft treten auch Kombinationen von Hörstörungen auf.
- Hörsturz: Dieser einseitige oder komplette plötzlich auftretende Hörverlust kann durch Stress, eine Virusinfektion oder Durchblutungsstörungen im Kopfbereich (»Infarkt im Ohr«) ausgelöst werden.

Auffallend unauffällig – moderne Hörgeräte Es stimmt: Vor rund 20 Jahren waren Hörgeräte tatsächlich noch große, unansehnliche und zudem wenig praktikable Apparate, nur mühsam mit einem Rädchen einzustellen. Inzwischen aber hat die Zukunft des Hörens längst begonnen. Durch die Entwicklung von Minichips, die als kleine Computer – kleiner als ein Fingernagel – die modernen Hörgeräte steuern und sie mit vollautomatischer Lautstärkenregelung ausstatten, sind auch die Geräte selbst sehr klein und unauffällig geworden. Egal, ob man sie hautfarben in der Ohrmuschel oder hinter dem Ohr trägt: Die moderne Hörtechnologie hat es möglich gemacht, dass sich so ein modernes Gerät pro Sekunde 25-mal auf alle Geräuschimpulse einstellt, die aus der Umwelt auf das Ohr einwirken. Das bedeutet: Der Betroffene kann wieder voll am Leben teilnehmen, weil der Minichip fast zur Gänze an die Leistungen eines gesunden Ohrs herankommt.

Noch unglaublicher: Für bestimme Hörprobleme gibt es sogar Geräte mit einem Superminichip, der so klein ist, dass das gesamte Hörgerät nur 0,4 Gramm wiegt. Das heißt, dass das Gerät auch im Gehörgang getragen werden kann, also fast nicht mehr sichtbar ist. Aber dennoch: Die Vorurteile gegen Hörgeräte halten sich hartnäckig. Unvorstellbar eigentlich, aber Schwerhörigkeit ist und bleibt ein Tabuthema. Dagegen gelten Brillen geradezu als modisches Accessoire, für eine schicke Brille bekommt man Komplimente von seiner Umgebung. Könnten Sie sich vorstellen, dass das jemand über ein Hörgerät sagt? Wohl kaum.

Doch noch einmal: Hörprobleme sind heute kein unveränderliches Schicksal mehr. Beim ersten Anzeichen von Hörverlust lohnt sich der Weg zum Arzt und zum Hörgeräteakustiker. Wer bei sich Anzeichen von Schwerhörigkeit bemerkt, kann kostenlos beim Hörgeräteakustiker einen Hörtest machen, der nicht länger als

15 Minuten dauert. Stellt sich dabei tatsächlich ein Hörproblem heraus, führt der nächste Weg zum Hals-Nasen-Ohren-Arzt (geht natürlich auch mit einer Überweisung vom Allgemeinarzt). Falls das Hörvermögen mit einem Hörgerät verbessert werden kann, führt der Weg nun wieder zum Hörgeräteakustiker, wo das passende Hörgerät ausgesucht wird. Da der Patient verschiedene Modelle kostenlos Probe tragen darf, kann die Suche nach dem optimalen Gerät schon einige Zeit dauern. Ist es gefunden, wird es genau auf den Patienten eingestellt. Dann geht es wieder zum Facharzt, der das Gerät im praktischen Einsatz überprüft.

Beide Ohren spitzen Die Natur hat uns aus gutem Grund mit zwei Ohren ausgestattet, denn nur mit beiden Ohren können wir optimal hören. Hörprobleme betreffen zu 80 % beide Ohren. Unverständlich, dass viele nur ein Hörgerät für ein Ohr anschaffen – und dann enttäuscht über das suboptimale Ergebnis sind. Dabei ist es jedoch kein Geheimnis, dass z. B. räumliches Hören und damit die Orientierung im Raum nur dann möglich sind, wenn beide Ohren funktionieren.
Deswegen: Bei einer beidseitigen Schwerhörigkeit unbedingt zwei Hörgeräte anschaffen. Was noch kaum einer weiß: Das nicht versorgte Ohr ist ansonsten gefährdet, es kann irreparabel verkümmern, und das räumliche Wahrnehmen von Schall kann für immer verloren gehen.

Auch Hörgeräte wollen gepflegt werden Ein bisschen Pflege muss schon sein, schließlich dringen dauernd z. B. Dreck, Schweiß und Ohrenschmalz durch die kleinsten Fugen der Geräte in den Schallkanal und beeinträchtigen die Leistung. Spezielle Reinigungs- und Pflegemittel, die genau auf die hochempfindliche Elektronik abgestimmt sind, gibt's natürlich beim Hörgeräteakustiker, ebenso Tücher und Sprays für die äußere Reinigung. Ganz wichtig: Das Hörgerät selbst darf niemals in eine Reinigungsflüssigkeit gelegt werden, nur das Ohrpassstück.

Und einmal pro Woche sollten auch Schallschlauch und Tragehaken des Hörgeräts mit einer speziellen Flüssigkeit äußerst gründlich gereinigt werden.

Unschlagbar vielseitig Wie gesagt: Hörgeräte sind nicht mehr die monströsen Apparate von früher, sondern unauffällig und klein. Zum Beweis, dass auch Hörgeräte Moden mitmachen: Man kann die Farben des Geräts nach Lust und Laune wechseln, da der Hörgeräteakustiker das Gehäuse mit einem Handgriff austauschen kann – gerade für Kinder ist das oft wichtig. Besonders trendy: transparente Ausführungen. Bei denen kann man in das Innere des Hörgeräts blicken – macht natürlich vor allem technisch Interessierten Spaß.

Besonders praktisch: Man kann ein Hörgerät auch direkt an den CD-Player, ans Radio, an den Fernseher oder an eine Hörbrille anschließen – damit auch Musikhören oder Fernsehen wieder grenzenlos Spaß machen.

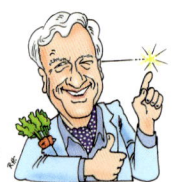

Gut zu wissen Vor der Anschaffung eines Hörgeräts sollte man dem Arzt und Hörgeräteakustiker seine Lebensgewohnheiten schildern, etwa ob man oft ins Theater oder ins Konzert geht, ob man Sport treibt. Nur so kann wirklich für jeden das optimale Gerät ausgesucht werden, das zu ihm und seinem Leben passt. Klären Sie vorher auch mit Ihrer Krankenkasse ab, wie viel sie bereit ist zu zuzahlen.

Keineswegs Einbildungssache – Nachtblindheit

Eine Horrorvorstellung: Bei Dunkelheit mit jemandem, den man bis dahin als guten Autofahrer kannte, Auto fahren – und diesmal Todesängste ausstehen, denn derjenige fährt katastrophal, unsicher, beinahe als ob er betrunken wäre. Dahinter verbirgt sich ein Phänomen, das man keineswegs als Einbildung oder bloße Unsicherheit der Betroffenen abtun kann: Nachtblindheit. Fast alle, die an ihr leiden, schweigen über ihr Problem. Das Problem dabei: Damit gefährden sie in der Dunkelheit im Straßenverkehr sich und andere.

Unter Nachtblindheit versteht man eine bei Dämmerung und Dunkelheit deutlich reduzierte Sehleistung. Es gibt eine angeborene und eine erworbene Nachtblindheit; die angeborene Nachtblindheit wird vererbt, die erworbene kann durch einen Mangel an Vitamin A und Beta-Karotin sowie anderen Karotinoiden, aber auch durch Augenerkrankungen ausgelöst werden.

Diagnose Nachtblindheit Diese kann mit Hilfe spezieller Geräte, sogenannter Nyktometer oder Mesoptometer, vom Arzt erstellt werden. Der Test ist ganz einfach: Der Patient muss 15 Minuten in einem dunklen Raum sitzen und bekommt verschiedene Sehzeichen mit verschiedener Helligkeit angeboten. Anhand der Ergebnisse kann der Arzt erkennen, ob es sich »nur« um eine Nachtkurzsichtigkeit oder um eine echte Nachtblindheit handelt.

Nachts sind alle Katzen grau Klar ist: Jeder Mensch sieht nachts schlechter, auch mit gesunden Augen erreicht man in der Dunkelheit nur eine Sehleistung von etwa 40 % der Tagessichtigkeit. So schwindet nachts z. B. die Fähigkeit, Farben zu unterscheiden. Wer kennt nicht den Spruch »Bei Nacht sind alle Katzen grau«?

Ein kurzer Ausflug in den Biologieunterricht mag vergrabenes Wissen rund ums menschliche Sehen wieder zutage fördern: Rund um die Stelle des schärfsten Sehens – der Netzhautgrube, auch Faveola genannt – befinden sich jene Rezeptoren, die für das Erkennen von Farben zuständig sind (die Zapfen), in höchster Konzentration. Doch da sie nicht lichtempfindlich genug sind, können sie nachts ihrer Aufgabe nicht nachkommen. An ihrer Stelle werden die Stäbchen, die nur im äußeren Bereich der Netzhaut angesiedelt sind, aktiv. Sie sind eng miteinander verknüpft und von daher sehr sensibel und lichtempfindlich. Ihr Manko allerdings: Sie können nur Schwarz-Weiß unterscheiden.

Ursache der Nachtblindheit Grundwissen wieder aufgefrischt? Gut! Dann geht's jetzt ans Fortgeschrittenenwissen. Wenn nun wie eben gehört auch ein Mensch mit gesunden Augen nachts erheblich schlechter sieht als tagsüber, worin besteht dann die Nachtblindheit?

In den Stäbchen auf der Netzhaut befindet sich eine Sehflüssigkeit (Sehpurpur oder Rhodopsin), die für die Anpassungsfähigkeit des Auges (= Adaption) an wechselnde Lichtverhältnisse mitverantwortlich ist. Die Pupille hat dabei die Funktion einer Blende. Während die Anpassung an helles Licht sehr rasch geschieht – die Lichtempfindlichkeit der Netzhaut ist dabei herabgesetzt –, erfolgt die Gewöhnung an Dunkelheit langsamer. Innerhalb der ersten 15 Minuten stellt sich das Auge teilweise schnell um, die weitere

Anpassung jedoch kann bis zu 60 Minuten dauern. Von Nachtblindheit spricht man, wenn dieses Dunkelanpassungsvermögen
gestört ist. Meist betrifft das beide Augen.

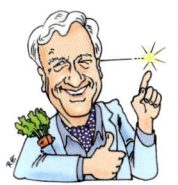 **Übrigens** Auch Kinder können unter Nachtblind-
heit leiden. Wenn sich Kinder im Dunkeln extrem
fürchten, kann das auf eine angeborene Form der
Nachtblindheit hindeuten. Logisch, wer nichts
sieht, fürchtet sich. Man sollte darin also nicht bloß
eine Masche der Kinder, das Schlafengehen hinauszuzögern, vermuten, sondern lieber zum Augenarzt gehen. Außerdem sollte
man Kindern, die sich im Dunkeln fürchten, viele Lichtquellen zur
Verfügung stellen.

Leider gilt: Ist die Nachtblindheit angeboren, gibt es wenig Aussicht auf Heilung. In dem Fall bleibt meist nichts anderes übrig, als
die Teilnahme am Straßenverkehr bei Dunkelheit zu vermeiden.
Anders sieht es aus, wenn es sich um einen massiven Mangel an
Vitamin A und Beta-Karotin handelt. Dann muss der Arzt abklären, ob tatsächlich nur ein Mangel an diesen Nährstoffen vorliegt
oder ob eine ernstere Erkrankung, etwa ein Leberleiden oder eine
Magen-Darm-Erkrankung, dahinter steckt.
Weitere Ursachen für die Nachtblindheit können sein: eine Trübung
der Hornhaut oder der Linse, Grüner Star sowie Erkrankungen des
Sehnervs oder der Netzhaut.

Was kann man tun? Hoffnung indes kommt sozusagen von mili-
tärischer Seite. Beim Militär werden bei nächtlichen Einsätzen
und Übungen sogenannte Restlichtverstärker verwendet, die mit
Infrarot ausgestattet sind und so das Restlicht der Dunkelheit verstärken können. Ebenfalls militärischem Know-how ist eine recht

einfache und ganz natürliche Maßnahme zu verdanken. Dazu an dieser Stelle ein kurzer Exkurs in die jüngere Geschichte, genauer zum Zweiten Weltkrieg. Während der nächtlichen Kampfeinsätze der britischen Luftwaffe gegen die Deutschen an der Westküste Frankreichs kam es immer wieder zu Versorgungsengpässen. Es musste gekauft werden, was günstig angeboten wurde, in diesem Fall große Mengen an Heidelbeermarmelade aus Südamerika. So bekamen die Soldaten morgens, mittags und abends immer wieder Brote mit Heidelbeermarmelade zu essen.

Unglaublich, aber wahr: Einer der Piloten bemerkte, dass er bei den nächtlichen Einsätzen viel besser sehen konnte und weniger durch die Scheinwerfer der feindlichen Fliegerabwehr geblendet wurde, wenn er zuvor Heidelbeermarmelade gegessen hatte. Als dies auch von anderen Piloten bestätigt wurde, wurde Tagebuch darüber geführt. Warum es vorerst dabei blieb, liegt auf der Hand: Man hatte zu dieser Zeit ganz andere Sorgen. Nach dem Krieg allerdings wurden die Protokolle herausgesucht und auch den Deutschen davon berichtet. Auf Betreiben deutscher Luftwaffenärzte wurde eine Studie durchgeführt, deren Ergebnis die Beobachtungen bestätigte: Heidelbeeren können tatsächlich die Sehkraft deutlich verbessern. Dank zahlloser Untersuchungen weiß man inzwischen mehr darüber.

Wunderbare Heidelbeeren?

- Der blaue Farbstoff der Heidelbeeren, das Anthocyan, wirkt sich, wenn man regelmäßig Heidelbeeren isst, heilend auf die Augen aus. Die Netzhaut wird erheblich gestärkt, die Sehkraft nimmt zu – und zwar sowohl beim Tages- als auch beim Nachtsehen.
- Das Anthocyan macht die Augen gegen grelles Licht in der Dunkelheit unempfindlicher.

- Heidelbeeren können sogar noch mehr: Diabetiker etwa sind besonders anfällig für Augenprobleme bis hin zur Erblindung, da bei ihnen die Gefahr besteht, dass sich die dünnen Wände der Blutgefäße in der Netzhaut extrem ausdehnen und dadurch brüchig werden. Blut tritt aus und lagert sich im umliegenden Gewebe ab, manche Blutgefäße verschließen sich ganz. Die Folge kann die Erblindung sein. Durch Heidelbeeren kann diese Diabetische Retinopathie gebremst bzw. verhindert werden.
- Eben dieser Extrakt kann auch die im fortschreitenden Alter gefürchtete Makula-Degeneration, ebenfalls eine Erkrankung der Netzhaut, verhindern.
- Auch wer nicht unter einer Beeinträchtigung des Sehvermögens leidet, kann das nächtliche Sehvermögen oder ganz allgemein seine Sehkraft durch den täglichen Verzehr einer Flasche Heidelbeer-Muttersaft (der Saft der wilden Heidelbeere ohne Zusatz von Wasser und Zucker) aus dem Reformhaus stärken. Und natürlich die Heidelbeerzeit nutzen und möglichst oft frische Heidelbeeren essen …

Weitere Maßnahmen Aber man kann noch mehr tun, um strapazierte gesunde (die Betonung liegt auf gesund, bei Nachtblindheit sind diese Übungen wirkungslos) Augen nach längerem Aufenthalt im Dunkeln zu entspannen und zu kräftigen:

- Jeweils fünf Minuten lang beide Handflächen vor die geöffneten Augen halten.
- Sich ans Fenster stellen, zuerst weit in die Ferne und dann ins Nichts schauen. Im Volksmund nennt man das »ins Narrenkästchen schauen«.
- Sich mit gegrätschten Beinen hinstellen, den Oberkörper mehrmals langsam in den Hüften hin und her drehen und dabei mit

den Augen diese Bewegung verfolgen. Dabei die Gegenstände rund um sich betrachten. Nach genau zwei Minuten anhalten, die Augen schließen und versuchen, gleichmäßig zu atmen. Die Übung mehrmals täglich wiederholen.

Last but not least: Auch eine entsprechende Ernährung kann Nachtblindheit – sofern sie nicht angeboren ist – vorbeugen. Eine Studie hat ergeben, dass nachtblinde Patienten einen erheblichen Mangel des Spurenelements Zink und des Bioaktivstoffes Beta-Karotin aufweisen. Die Richtwerte für ein ungestörtes Sehvermögen: Ein Erwachsener benötigt einen Zinkvorrat von 1,4 bis 2,1 Gramm im Körper sowie eine tägliche Zufuhr von 15 Milligramm. Wer also nachts schlecht sieht, sollte in seinen Speiseplan zinkhaltige Produkte einbauen – Haferflocken, Schwarztee, Weizenkeime und Hähnchenbrust. Vor allem Hühnerfleisch ist empfehlenswert, da hier Zink an die Aminosäure Histidin gebunden ist und in dieser Form vom menschlichen Körper ganz besonders schnell und intensiv aufgenommen und verarbeitet werden kann. Auch die Einnahme eines Zink-Histidin-Präparats kann, bitte immer in Absprache mit dem Arzt, sinnvoll sein. Beta-Karotin tankt man am besten in natürlicher Form mit Möhren, Wassermelonen, roten Paprikaschoten und Milchprodukten.

Übrigens! Wenn man am Strand oder im Schnee Urlaub macht: Unsere Augen ertragen eine Lichteinstrahlung von rund 10.000 Lux. Auf einer Skipiste bei blauem Himmel oder am Strand mit hellem Sand herrscht eine Einstrahlung von etwa 100.000 Lux. Daher: Niemals ohne Sonnenbrille mit UV-Schutz in den Schnee und an den Strand gehen! Sie schonen auf diese Weise die Augen bei der Konfrontation mit grellem Licht und vermeiden Schäden, die später beim Sehen im Dunkeln Probleme machen können.

»Wie war doch gleich Ihr Name …?« Vergesslichkeit und mangelnde Konzentration

Wer kennt das nicht? Da kommt man partout nicht mehr auf Namen, die man hundertmal gehört und ausgesprochen hat, vergisst Termine, Telefonnummern oder – ganz unangenehm – die PIN der EC-Karte. Das ist allerdings nicht ausschließlich eine Frage des Alters, sondern passiert auch jungen Menschen. Verantwortlich ist die geistige Konstitution des Einzelnen. Aber es gibt Hoffnung: In den letzten Jahren haben Studien eindeutig bewiesen, dass jeder sein Gehirn trainieren kann und dass sich – allen ursprünglichen Behauptungen zum Trotz – Gehirnzellen sehr wohl wieder nachbilden können.

Das Gehirn als »fünftes Rad am Wagen«: Während es in den vergangenen Jahren in Zusammenarbeit mit wissenschaftlichen und medizinischen Institutionen und verbreitet über die Medien zahlreiche Gesundheitsaktionen, etwa fürs Herz, für den Blutdruck, die Cholesterinwerte, die Lunge etc., gegeben hat, stand das Gehirn nie im Mittelpunkt einer solchen Aktion. Eigentlich unverständlich, ist es doch so wichtig für uns und unser Leben … Alles geschieht im Kopf, alles wird hier entschieden: ob wir glücklich oder unglücklich sind, ob wir uns wohl fühlen, ob wir Schmerzen haben, ob wir klug sind, ob wir Durchhaltekraft haben, ob wir erfolgreich sind, ja sogar, ob wir Idealgewicht haben oder zu dick sind. Daher müssen wir mehr für unser Gehirn tun. Und das ist eigentlich nicht schwer – geistige Fitness heißt das Zauberwort. Und die fängt schon damit an, dass wir über unser Gehirn, über sein Leistungsvermögen reden. Dass wir offen zugeben, wenn wir vergesslich werden, Konzentrationsschwierigkeiten haben. Aber – Hand aufs Herz – wer gibt das schon gerne zu?

Kostbares Gehirn Ein kurzer Blick auf unser Gehirn: Es ist ein kostbares, aber auch sehr kompliziertes Organ. Es besteht aus dem Großhirn, dem Kleinhirn und dem Mittelhirn und beherbergt über zehn Milliarden Nervenzellen. Kein anderes Organ ist bei einem Rückgang der Durchblutung so schnell und so massiv gefährdet. Wenn die Blutzufuhr gestört ist, können die Gehirnzellen binnen weniger Minuten absterben. Das passiert z. B. bei einem Schlaganfall. Daher lassen Ärzte bei Vergesslichkeit zuerst meist die Durchblutung im Kopfbereich des Patienten messen.

Bei Störungen der Durchblutung in den feinsten Blutgefäßen des Kopfes und damit auch des Gehirns setzt die Medizin heute den hoch dosierten Rökanextrakt aus dem Blatt des Ginkgobaumes ein, da Studien ergeben haben, dass dieser Extrakt in relativ kurzer Zeit die Kapillaren – die feinsten Blutgefäße – regenerieren und einen schnellen Durchfluss des Blutes wiederherstellen kann. Oft ist es damit getan, und die Einnahme dieses Medikaments reicht schon aus, um den Kopf wieder fit und aktiv zu machen.

Aber nicht gleich in die nächste Apotheke rennen! Durchblutungsstörungen sind nämlich nur eine von vielen Ursachen für Vergesslichkeit und Konzentrationsstörungen. Unser Gehirn ist recht anspruchsvoll und hat viele Bedürfnisse, um perfekt arbeiten zu können.

Unser Gehirn braucht viel Sauerstoff. In dieser Hinsicht ist es unersättlich. Es wiegt zwar nur 2 % unseres Körpergewichts, beansprucht aber sage und schreibe 40 % unseres eingeatmeten Sauerstoffs. Sauerstoffmangel verträgt es gar nicht. Daher sollten Sie z. B. beim Lernen oder konzentrierten Arbeiten immer wieder Pausen einlegen und hinaus ins Freie gehen, sollten Atemübungen machen, sich bewegen. Auch Freizeitsport als Pausenfüller – Radfahren, Joggen, Gymnastik – ist sinnvoll, denn sportliche Betätigung führt zu vermehrter Aufnahme von Sauerstoff. Außerdem werden Verspannungen von Nacken und Rücken, die durch zu langes Sitzen entstanden sind und die das Denken blockieren, durch sinnvolle Bewegung abgebaut.

Unser Gehirn braucht Flüssigkeit. Nicht nur der Körper, auch das Gehirn benötigt Flüssigkeit. Faustregel ist hier: Drei Liter Mineralwasser über den Tag verteilt trinken. Unser Gehirn besteht zu 70 % aus Wasser, Flüssigkeitsmangel führt zu Konzentrationsschwierigkeiten. An Schulen, die den Schülern erlauben, während des Unterrichts zu trinken, wenn sie sich nicht mehr konzentrieren können, hat man beobachtet, dass die Kinder nach dem Trinken wieder leistungsfähiger werden. Eine gute Nachricht für die, die reines Wasser langweilig finden: Es muss nicht immer Wasser pur sein, ein ideales Getränk ist Apfelschorle: Apfelsaft und Mineralwasser halbe-halbe. Denn so bekommt das Gehirn auch noch die Mineralstoffe, die es zum Arbeiten braucht. Übrigens: Flüssigkeitsmangel führt nicht nur zu sinkender geistiger Leistungsfähigkeit, sondern auch zu Depressionen.

Unser Gehirn braucht wertvolle Nahrung. Eine gesunde, ausgewogene Ernährung ist auch für die geistige Fitness unerlässlich. Faustregel hier: 50 bis 60 % Kohlenhydrate (wichtige Energiespender für die Gehirnzellen), maximal 30 % Fett und nur 10 bis 20 % Eiweiß (wichtig für die Konzentration und für den Langzeitspeicher im Gehirn). Das heißt im Klartext: Vollkornprodukte, Kartoffeln, Grüngemüse. Außerdem Pflanzenöle statt tierischer Fette, Fisch. Sehr wichtig sind B-Vitamine aus Vollkornprodukten und Salat, Hülsenfrüchten, Milch, Blattgemüse, Eiern und Käse. Übrigens: Unterzuckerung hat nicht nur Müdigkeit, sondern auch Konzentrationsstörungen zur Folge.

Studentenfutter Man kann sich regelrecht klug essen. Gefragt sind auch die Spurenelemente Zink, Kupfer und Phosphor (enthalten in Möhren, Avocados, Rosinen, Datteln, Feigen und Haferflocken). Das gute alte Studentenfutter hat seinen Namen also zu Recht; wenn man es beim Lernen knabbert, wird das Denken angeregt.

Grünes Gemüse Aber es geht noch weiter: Man sollte viel Grünzeug essen – Salat, Spinat, Kräuter –, denn der darin enthaltene grüne Farbstoff Chlorophyll, ein wertvoller Bioaktivstoff, sorgt für einen langen Verbleib des eingeatmeten Sauerstoffs im Gehirn.

Tomaten Auch Tomaten sind gut fürs Gehirn, denn sie enthalten die Substanz 5-Hydroxy-Trythamin, einen sogenannten Neurotransmitter, der als Botenstoff im Gehirn für Entspannung sorgt. Man lernt leichter und behält das Gelernte besser. Untersuchungen in den USA haben ergeben, dass das ideale Essen für geistige Fitness Mozzarella mit Tomaten und Basilikum ist. Mozzarella liefert hochwertiges Cholin – Sprit fürs Denken. Die Tomaten liefern das 5-Hydroxy-Trythamin. Und die ätherischen Öle Eugenol und Estragol im Basilikum kurbeln unser Gedächtnis zusätzlich an.

Notprogramm fürs Gehirn Und wenn geistig mal gar nichts mehr geht, gibt es in der Ernährung Soforthilfen für geistige Fitness:

- Beispiel Nr. 1: Das Gedächtnis lässt plötzlich nach, dann hilft: eine Scheibe Vollkornbrot mit Thunfisch, ein Glas Paradeissaft, ein Becher Fruchtjoghurt, eine Papaya.
- Beispiel Nr. 2: Wer total ausgelaugt und erschöpft vom Lernen ist, der sollte eine Paprikaschote in Streifen schneiden und die Schnittflächen immer wieder mit der Zunge ablecken. Dann die Paprikaschote essen. Die Inhaltsstoffe regen im Gehirn die Ausschüttung von Hormonen an, die das Denken und das Konzentrationsvermögen, aber auch das Befinden verbessern.

Spezialrezept Naturlecithin Unerlässlich für das optimale Funktionieren unseres Gehirns ist die ausreichende Versorgung mit Naturlecithin, einem körpereigenen, natürlichen Fettstoff. Er ist in unserer täglichen Nahrung zwar in Milchprodukten, Eiern, Haferflocken, Distelöl, Hering und Makrele enthalten, aber in zu geringen Mengen. Neue Erkenntnisse besagen, dass der erwachsene durchschnittliche Mensch täglich bis zu 4,5 Gramm Lecithin benötigt – das entspricht sage und schreibe beispielsweise 14 Liter Milch, eine aberwitzige Menge. Außerdem geht Lecithin durch die industrielle Aufbereitung von Lebensmitteln, wie etwa das Raffinieren von Ölen, in der Nahrung kaputt.

Abhilfe kann zum Glück Naturlecithin aus der Apotheke schaffen, das aus der biologisch angebauten, nicht genveränderten Sojabohne gewonnen wird. Die Sojabohne enthält nicht nur reichlich Lecithin, sondern dies auch in höchster Qualität.

Um zu verstehen, warum Lecithin so positiv auf das Gehirn wirkt, ein kurzer Ausflug in die Ernährungswissenschaft. Ein wesentlicher

Bestandteil des Lecithins ist das Cholin, aus dem im menschlichen Organismus Acetylcholin produziert wird. Und dieses Acetylcholin spielt als Neurotransmitter – als Botenstoff – bei der Gedächtnisspeicherung und beim Denken generell eine wichtige Rolle. Fehlt uns Acetylcholin, ist das Kurzzeitgedächtnis blockiert, neu erworbenes Wissen kann nicht gespeichert werden. Kurz gesagt: Ohne Acetylcholin läuft im Gehirn absolut nichts.

Wer also unter Lern-, Gedächtnis- und Konzentrationsstörungen leidet, kann seinem Gehirn mit einer Lecithinkur wieder auf die Sprünge helfen. Oft genügt eine Kur von 24 Tagen. Naturlecithin gibt es in der Apotheke in flüssiger Form, in Form von Kautabletten und als Compact-Faszikel (fühlen sich wie Gummibärchen an). Zur Dosierung: Vom flüssigen Lecithin (die beliebteste Form) nimmt man einige Wochen lang dreimal täglich zwei Esslöffel, von den Dragees und den Compact-Faszikeln dreimal täglich zwei Stück. Compact-Faszikel sind auch für Diabetiker geeignet.

Unser Gehirn braucht Sport. Sport ist wichtig. Körperliche Betätigung fördert die Durchblutung des Gehirns und damit das Denken. Denn wie hat der Dichter Thomas Bernhard so schön gesagt? »Beim Gehen kommt auch der Geist in Bewegung.« Kein Wunder, dass viele von uns leichter lernen, wenn sie dabei auf und ab gehen. Aber Vorsicht: Mit Bewegung ist nicht gemeint, dass man extreme Olympiarekorde anpeilen soll. Der beste Sport fürs Gehirn ist ein regelmäßiges Ausdauertraining, das auch wirklich Spaß macht. Das Maß stimmt, wenn man dabei noch locker mit dem Sportpartner sprechen kann.

Unser Gehirn braucht genügend Schlaf. Keine gute Nachricht für Nachteulen: Unser Gehirn braucht ausreichend ungestörten, tiefen

Schlaf, ohne Tabletten und ohne ein Übermaß an Alkohol. Während wir im Schlaf scheinbar nichts tun und unsere Körperfunktionen auf Sparflamme umgestellt sind, arbeitet das Gehirn auf Hochtouren und transportiert gelerntes Wissen aus dem Kurzzeitspeicher in den Langzeitspeicher. Schlaf stärkt somit das Gedächtnis. Als Faustregel gilt: Acht Stunden Schlaf pro Nacht (wichtig sind auch die verschiedenen Traumphasen) sollten schon drin sein. Wer die einhält, wird tagsüber belohnt werden: durch ein gutes Denk- und Konzentrationsvermögen.

Lernen im Schlaf Wie wäre es doch schön, wenn der Spruch unserer Großmütter vom Schulheft, das man abends unter das Kopfkissen legen soll, um am nächsten Morgen das Gelernte zu können, zuträfe. Lernen im Schlaf, welch wunderbare Vorstellung!
Nun, ganz so einfach ist es zwar leider nicht, aber die Richtung stimmt. Studien der Lübecker Universität haben nämlich vor einigen Jahren ergeben, dass man im Schlaf tatsächlich lernt.
Schlafen ist nicht nur für den Körper und die Regeneration des gesamten Organismus wichtig, sondern auch für die Seele, denn seelische Probleme können im Schlaf vom Unterbewusstsein aufgearbeitet werden.
Im Schlaf werden alle Eindrücke und Erlebnisse des Tages analysiert und bewältigt – ganz besonders wichtig in unserer heutigen Zeit mit ihrem hektischen, atemlosen Alltagsgeschehen, wo man von Termin zu Termin, von Verpflichtung zu Verpflichtung hetzt und unzählige Eindrücke auf einen einprasseln.
Genauso ist es mit dem Lernen. Wir lesen etwas, wir hören etwas, sehen etwas, nehmen etwas geistig auf. Nur – das Aufnehmen alleine genügt nicht. Das Gelernte muss – wie in einem Computer – gespeichert und in einem »Ordner« abgelegt werden. Verständ-

lich, dass unser Gehirn dazu tagsüber, bombardiert von so vielen Eindrücken, weder Zeit noch Kapazität hat. Das wird dann nachts erledigt. Stress mag das Langzeitgedächtnis nämlich gar nicht, es verweigert dann einfach die Arbeit.

Nachts wird das Gelernte also noch einmal vergegenwärtigt, dauerhaft abgespeichert und ist erst dann bei Bedarf jederzeit abruf- und verwertbar. Minimum dafür sind fünf Stunden ungestörter Schlaf, ansonsten geht das erlernte Wissen zu großen Teilen wieder verloren. Also: Vor einer Prüfung nicht auf den letzten Drücker bis spätnachts lernen, sonst ist das mühsam Erlernte gleich wieder weg. Die Gleichung klingt ganz einfach: Wer viel lernt, muss auch viel schlafen.

Ein guter Tipp für alle Schüler und Studenten: Jeden Tag bis zehn Uhr abends lernen, dann ab ins Bett und bis sieben Uhr morgens schlafen. Wer sich daran hält, merkt, dass er das Gelernte vom Tag zuvor ohne Probleme wiedergeben kann, nachdem er es noch einmal überflogen hat. Das »Lernen im Schlaf« hat funktioniert.

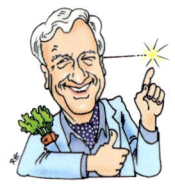

Auch wichtig zu wissen Es gibt bestimmte Zeiten, zu denen unser Gehirn mehr leisten kann als zu anderen Zeiten. Dies müssen wir berücksichtigen und richtig einzusetzen wissen, wenn wir von unserem Gehirn »etwas wollen«. Der Morgen bietet sich an, wenn wir etwas gezielt für eine Prüfung lernen möchten, das wir nach der Prüfung getrost wieder vergessen können. Denn am Morgen ist das Kurzzeitgedächtnis am aktivsten. Das Langzeitgedächtnis dagegen arbeitet am besten am Nachmittag. Dann also ran an den Stoff, den man nicht so rasch wieder vergessen sollte.

Klingt unglaublich, ist aber wahr Auch das Wetter hat einen Einfluss auf unsere geistige Fitness. Eine Studie der Universität Wien hat vor einigen Jahren ergeben, dass Studenten, die sich einmal am Tag für mindestens zehn Minuten in die Sonne setzen, besser denken und kombinieren können und bei Prüfungen besser abschneiden. Damit es auch im trüben Winter nicht an der geistigen Fitness mangelt, hier ein paar Konzentrationsübungen:

- Die chinesische Fingergymnastik: Locker hinstellen oder setzen. Arme von sich strecken, die Handflächen nach oben wenden. Zuerst die Daumen zehnmal zur Handfläche beugen, danach jeweils zehnmal jeden Finger der Hand. Die Augen dabei ganz gezielt auf die Finger richten.
- Chinesische Akupressur: Dafür muss man mit dem Zeigefinger der rechten Hand Druck auf den Punkt LG 20 (liegt an der höchsten Stelle am Kopf auf der Schädeldecke) ausüben, am besten durch kreisend-massierende Bewegungen. Jeweils 30 Sekunden, dann pausieren. Mehrmals wiederholen.
- Kinesiologie, eine Praktik, die vor über 30 Jahren von dem Amerikaner Dr. George Goodheart entwickelt wurde. Das Gehirn wird mit einfachen Fingerübungen aktiviert. Hier zwei Übungen, die jeder leicht nachvollziehen kann. Zum einen die sogenannte »Denkmütze«: Mit Daumen und Zeigefingern beider Hände die Ränder der Ohren massieren, von oben nach unten. Mehrmals wiederholen. Zum anderen: Mit den Zeigefingern das Stirnbein genau in der Mitte über den Augen massieren.
- Selbstgespräche führen. Was auf andere eigentlich peinlich und verschroben wirkt, kann das Gehirn fördern. Wichtig vor allem für jene Menschen, die alleine leben.
- Ganz einfach: Mehrmals am Tag mit den Fingerspitzen auf eine Tischplatte klopfen, wie beim Klavierspielen. Dadurch wird das

Gehirn über Nervenreize besser durchblutet, das Kurzzeitgedächtnis wird gestärkt.

Natürlich gibt es auch viele Dinge, die dem Gehirn schaden:

- Rauchen: DIE Ausrede vieler Raucher, die sich nach dem Griff zur Zigarette angeblich besser konzentrieren können. Das funktioniert nur in den ersten Minuten, weil Nikotin die Stresshormone Adrenalin und Noradrenalin ausschaltet. Dann aber geht der Schuss nach hinten los, denn das Nikotin entzieht dem Hirn Sauerstoff und blockiert es dadurch.
- Traubenzucker: Erhöhte Blutzuckerwerte alarmieren die Bauchspeicheldrüse. Sie schüttet Insulin aus, stürzt sich auf die Glukose. Die Folge: Der Blutzuckerspiegel sinkt rapide, man wird müde, und – ganz klar – die Leistungsfähigkeit des Gehirns lässt nach.
- Starker Bohnenkaffee: Verkehrte Welt: Kaffee macht müde – wenn man ihn ohne Essen zu sich nimmt. Und fünf bis sechs Tassen pro Stunde sind eindeutig zu viel, sie blockieren die Gehirnarbeit.
- Bananen: eine ja, mehrere nein. Der Bioaktivstoff Katecholamin sowie die Glückshormone Norepinnephrin und Serotonin in der Südfrucht beruhigen allzu sehr. Zu viele Bananen machen denkfaul.
- Ganz schädlich ist geistige Unterforderung, denn diese lässt das Denkvermögen schwinden. Nur wenn das Gehirn trainiert wird, bleibt es bis ins hohe Alter lernfähig. Das ist sogar messbar: Innerhalb von nur drei Wochen sinkt beim geistigen Nichtstun der IQ um sage und schreibe 20 Punkte. Noch was fürs schlechte Gewissen: Ein dreiwöchiger Urlaub, in dem man weder ein Buch liest noch sich sonst wie bildet, führt zum gleichen Ergebnis …
- Allerdings schadet auf der anderen Seite auch permanenter Stress dem Gehirn. Um sich gegen Reizüberflutung zu schützen, hat das

Gehirn einen Filter, den sogenannten GABA-Filter, der aus Gamma-Amino-Buttersäure besteht. Wenn es dem Gehirn buchstäblich reicht, filtern GABA-Neuronen die aufgenommenen Wahrnehmungen, damit das lymbische System des Gehirns nicht überfordert wird. Doch diese Filterfunktion hat eine begrenzte Kapazität. Nur ein gesundes, aktives Gehirn, das ausreichend mit Lecithin versorgt wird, hat einen guten GABA-Filter.

- Stress schädigt auch die Membran, also die Außenwand der Gehirnzellen. Deswegen ist wichtig: Unbedingt Stress abbauen oder am besten gar nicht erst aufkommen lassen. Ganz einfaches Mittel gegen Stress gefällig? »Die 5 großen L« heißt das Zaubermittel: Lernen (Gehirntraining), Laufen (Sport treiben), Lachen, Lieben und Lecithin.

- Kurz und knapp: Einer der Hauptfeinde geistiger Fitness ist Alkohol, wenn er in zu großen Mengen getrunken wird. Er zerstört Gehirnzellen und beeinträchtigt so die geistige Potenz.

So trainieren Sie die »grauen Zellen« im Alltag:

- Ganz simpel: Eine Einkaufsliste schreiben, dann aber ohne sie einkaufen gehen. Mal sehen, was nachher fehlt.
- Sich auch an Unbekanntes wagen: unbekannte Geräte wie Computer, Digitalkamera, Videorekorder, neue Fremdsprachen.
- Kontaktfreudig sein, viel mit anderen Menschen reden.
- Beim Rechnen den Taschenrechner weglassen.
- Ein Gedicht auswendig lernen und es dann laut aufsagen.
- Kreuzworträtsel lösen – aber bitte aus verschiedenen Zeitschriften, denn sonst kennt man mit der Zeit die Fragen.
- Sich Informationen geordnet merken. Behandeln Sie das Gehirn wie einen Koffer. Da würden Sie Dinge ja auch niemals wahllos hineinwerfen.

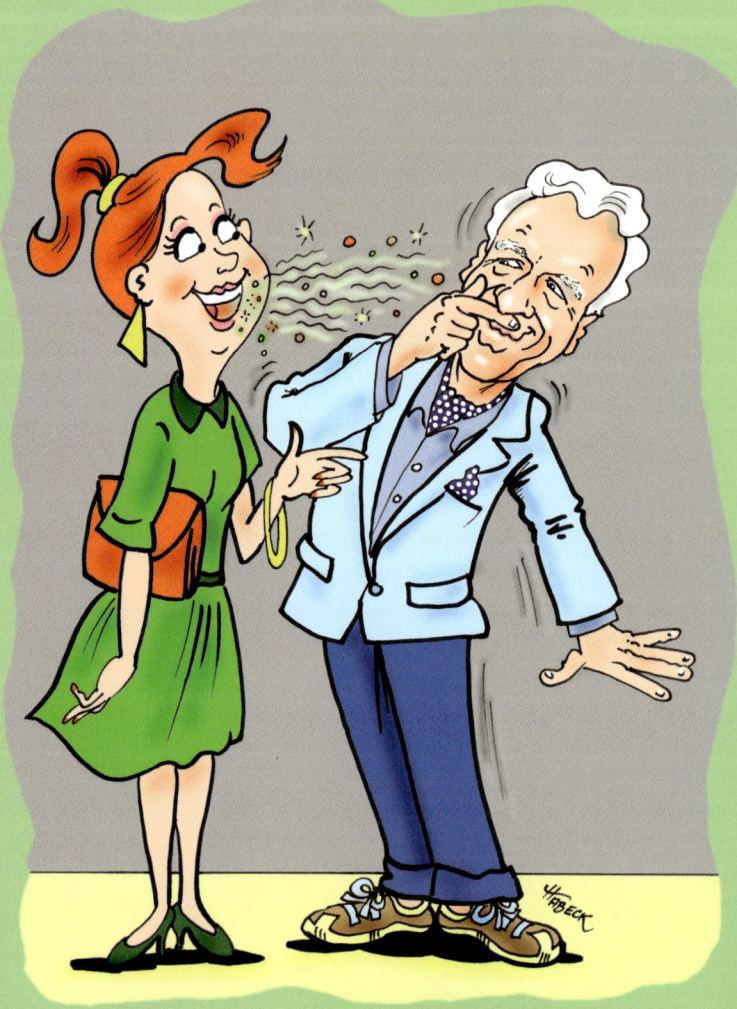

Wenn Mund & Co. Gerüche und Geräusche liefern ...

Salzburg. Im Festspielhaus bietet sich dem Publikum ein Kunstgenuss: eine Mozart-Oper. In der achten Reihe Parkett stößt Frau Meier fassungslos ihren Ehemann in die Seite und flüstert: »Stell dir vor: Der Mann auf der anderen Seite neben mir, der schläft tief und fest und schnarcht auch noch dazu. Ist das nicht unmöglich?« Darauf antwortet Herr Meier unwillig: »Und deswegen weckst du mich auf?«

Ein Rathaus in einer großen deutschen Stadt. In Zimmer 502 hat ein Beamter seine Arme auf der Schreibtischplatte liegen und seinen Kopf darauf gebettet. Er schläft tief und fest und schnarcht nach Herzenslust. Laut und unerträglich. Da tritt ein Kollege an ihn heran, rüttelt ihn wach und meint: »Es ist 12 Uhr. Wach auf. Wir gehen zum Essen«. Der Kollege schaut schlaftrunken hoch und meint: »Geh du allein essen. Ich arbeite heute durch!« Sagt es, bettet seinen Kopf wieder auf die Arme und sägt eifrig weiter.

Schnarchen ist sehr oft Gegenstand von Scherzen und Witzen. Das mag daraus resultieren, dass der Schnarchende selbst keinerlei Problem damit hat, wenn es um harmloses Schnarchen geht und nicht um die gefährliche Schlafapnoe. Aber so lustig ist das gar nicht. Schnarchen ist sehr oft ein Liebeskiller in einer Partnerschaft, ja mitunter sogar ein Ehekiller. Schnarchen als Scheidungsgrund kommt immer wieder vor. Das Mindeste sind getrennte Schlafzimmer. Aber auch der Mundgeruch ist nicht gerade ein Förderer der Zweisamkeit. Das Schlimme daran: Die Betreffenden, die schnarchen oder übel aus dem Mund riechen, können nichts dafür. Doch man kann etwas dagegen tun ...

Der »Feind« in meinem Bett – der Schnarcher neben mir

Sie rauben einem unter Umständen alle Nächte wieder wenig mitfühlend die Nachtruhe, doch sie reagieren äußerst zartbesaitet, wenn man sie und ihr kleines Übel in der Öffentlichkeit bloßstellt: Die Rede ist von den Schnarchern.

Einfach nervend – ein schnarchender Partner Wer kennt das nicht? Man möchte schlafen – und dann geht neben einem das Schnarchen los. Das war's mit der schönen Nachtruhe. Auch wenn der Schnarcher nichts dafür kann, es nervt dennoch; man ist am Morgen unausgeschlafen, wie gerädert und dementsprechend gereizt. Trostlose Schadenfreude: Auch der Schnarcher selbst schläft oft nicht gut, da er immer wieder geweckt, angestoßen, angefahren wird – und ist ebenfalls genervt. Eigentlich eine Banalität, noch dazu eine, an der beide Seiten unschuldig sind, die aber dennoch für viel Zündstoff sorgt. Das kann sogar bis zur Trennung gehen … Wie zutreffend ist der alte Spruch: »Mit dem Schnarchen wird jede Nacht ein Stück Liebe weggesägt.«

Kleine Ursache, große Wirkung Schnarchen ist nichts anderes als ein Atemgeräusch, das beim Schlafen im Rachenraum entsteht, und zwar dann, wenn die oberen Atemwege verengt sind und die schlaffe Muskulatur in Schwingungen versetzt wird. Dadurch vibrieren das Gaumensegel, das Gaumenzäpfchen und benachbarte Teile des Gaumens. Zum Schnarchen kommt es bei eingeschränkter Nasenatmung, wenn man also durch die Nase nicht ausreichend Luft bekommt und die Mundatmung zu Hilfe nehmen muss – und zwar sowohl beim Einatmen als auch beim Ausatmen. Auch die Schlafhaltung ist wichtig: Man schnarcht vor allem, wenn man auf dem Rücken liegt, da der Zungenmuskel in Rückenlage nach hinten in Richtung Wirbelsäule abfällt und den Luftweg im Mundrachen einengt. Darum soll man grundsätzlich auf der Seite schlafen – ist für einen selbst gesünder und für den Partner nervenschonender. Es gibt allerdings auch solche »Könner«, die auf der Seite und sogar auf dem Bauch liegend schnarchen.

Alles andere als harmlos – die Schlafapnoe

In den meisten Fällen ist Schnarchen harmlos, wenn auch nervend und störend. Allerdings kann Schnarchen auch Hinweis auf eine ernst zu nehmende Erkrankung sein, die sogenannte Schlafapnoe. Davon spricht man, wenn pro Stunde Schlaf mehr als fünf Atempausen von mehr als zehn Sekunden Länge auftreten (normal sind Atempausen von wenigen Sekunden). Diese Atempausen sind gefährlich, weil der Sauerstoffgehalt im Blut absinkt und sich dadurch auch der Herzschlag verändert. Die Langzeitfolgen sind neben Erschöpfung und extremer Müdigkeit Bluthochdruck und Herzrhythmusstörungen, sogar ein Schlaganfall ist möglich. Daher gilt: Bei Schlafapnoe ab zum Arzt! Da helfen keine Hausmittel, keine Naturarzneien, da muss schulmedizinisch therapiert werden.

So erkennt man Schlafapnoe Was ist nun der Unterschied zwischen harmlosem Schnarchen und Schlafapnoe?
• Der Apnoepatient schnarcht jede Nacht. Der harmlose Schnarcher schnarcht hingegen nur gelegentlich.

- Der Apnoepatient schnarcht sehr laut, hörbar auch in Nebenzimmern. Das Schnarchen klingt explosionsartig, hart, röchelnd, mit hohen Frequenzen. Der harmlose Schnarcher schnarcht mittellaut bis laut. Es klingt harmonisch und tief.
- Der Apnoepatient hat beim Atmen häufige Pausen. Der harmlose Schnarcher schnarcht fast immer ohne Pause, regelmäßig.
- Der Schlaf des Apnoepatienten ist unruhig und durch häufiges Erwachen unterbrochen. Der harmlose Schnarcher hat einen ruhigen, tiefen Schlaf.

Unschuldig schuldig Klar kann er nichts dafür, aber: Ein schnarchender Partner nervt. Wie sagte Eugen Roth so schön?

Ein Mensch hört staunend und empört,
dass er als Unmensch alle stört:
Er nämlich bildet selbst sich ein,
der angenehmste Mensch zu sein.
Ein Beispiel macht euch solches klar:
Der Schnarcher selbst schläft wunderbar.

Das trifft natürlich nicht auf alle Schnarcher zu, denn auch sie schlafen oft nicht gut; nämlich dann nicht, wenn sie mehrmals in der Nacht vom genervten Partner geweckt, angestupst, beschimpft o. Ä. werden.

Stiller schlummern

Was tun gegen das Schnarchen? Eine gute Frage, denn wer da ein todsicheres Gegenmittel fände, wäre wohl binnen kurzem Multimillionär … Aber Spaß beiseite: Es gibt Faktoren, die leider unveränderlich sind, aber auch Faktoren, auf die man durchaus Einfluss hat.

Faktoren, die man nicht ändern kann:

Alter: Je älter man wird, desto mehr schnarcht man.

Geschlecht: Die Männer sind die Hauptübeltäter! Bei Frauen wirkt das weibliche Geschlechtshormon Progesteron der Muskelerschlaffung entgegen.

Vererbung: Wer von Geburt an einen zu kleinen Unterkiefer, einen zu engen Rachen, zu enge Nasenwege oder einen Fehlbiss hat, der tendiert zum Schnarchen.

Faktoren, die man ändern kann:

Übergewicht: Abnehmen heißt die Devise, denn bei Übergewichtigen sind die oberen Luftwege verengt.

Alkoholkonsum: Er vermindert die Muskelspannung im großen Zungenmuskel noch mehr, macht ihn schlapp. Also: Wer zum Schnarchen neigt, bitte spätestens drei Stunden vor dem Zubettgehen keinen Alkohol mehr trinken.

Medikamente: Viele beeinflussen den normalen Schlafablauf und fördern das Schnarchen. Dazu gehören Schlafmittel, Beruhigungsmittel und Mittel gegen Allergien.

Schlafposition: Schlafen in Rückenlage fördert das Schnarchen.

Rauchen, Kaffee, schwarzer Tee: Mehr als 20 Zigaretten am Tag und mehr als sieben Tassen Tee oder Kaffee stören die Schlafstruktur und fördern das Schnarchen.

Einschränkung der Nasenatmung: Bei verstopfter Nase atmen wir durch den Mund und neigen dann zum Schnarchen. Wenn die Nasenscheidewand gekrümmt ist, kann man die Nasenatmung durch eine entsprechende Operation verbessern.

Große Gaumenmandeln: Sie engen die oberen Luftwege ein und bereiten Probleme beim Schlucken. Kommt häufig bei Kindern vor. Oft kann die operative Entfernung der Mandeln Abhilfe schaffen.

Welcher Arzt kann helfen? Der Hals-Nasen-Ohren-Arzt ist der erste Ansprechpartner. Kann sein, dass er dann einen Kieferorthopäden, einen Internisten, einen Neurologen oder je nachdem einen Kinderarzt hinzuzieht. Wer unter Schlafapnoe leidet, sollte sich allerdings im Schlaflabor untersuchen lassen. Herzfrequenz, Blutdruck, Gehirnarbeit und Sauerstoffgehalt des Blutes müssen dann genau analysiert werden.

Und wenn man nichts gegen harmloses Schnarchen unternimmt?
Viele Schnarcher sind häufig müde, können sich nur mühsam konzentrieren und haben ein schlechtes Reaktionsvermögen – nicht ungefährlich im Straßenverkehr oder bei gefährlichen Berufen. Möglich sind auch Kopfschmerzen, Atemprobleme und sogar sexuelle Probleme.

Was kann man selbst gegen Schnarchen tun?
- Wie gesagt: Eine Gewichtsabnahme ist in manchen Fällen die allerbeste Lösung. Denn oft verschwindet das Schnarchen nach dem Abspecken ganz.
- Verzicht auf Alkohol, zumindest aber spätestens drei Stunden vor dem Zubettgehen.
- Keine Schlaf- und Beruhigungsmittel einnehmen.
- Acht Stunden Schlaf pro Nacht sollten die Regel sein.
- In Seitenlage einschlafen, am besten ein Bein ausgestreckt, ein Bein angezogen – das freut auch die Bandscheiben.
- Bei Schnupfen für die Nacht ein abschwellendes Nasenspray einsetzen. Aber bitte ausschließlich eines, das die Nasenschleimhäute nicht austrocknet. Sonst entsteht ein Teufelskreis, und man kommt von dem Spray nicht mehr los. Seit einigen Jahren gibt

es ein völlig neues Nasenspray, das Nasic-Spray. Das Besondere daran: Das Spray macht die verstopfte Nase frei, schützt aber die Nasenschleimhaut zugleich vor dem Austrocknen – so kann sich die Schleimhaut nicht an die dauernde Befeuchtung von außen gewöhnen. Und der Schnupfen ist obendrein schneller ausgeheilt.

- Ganz wichtig: das Schlafzimmer vernünftig lüften. Es sollte nicht zu kalt, aber auch nicht zu warm sein. Und auch die richtige Luftfeuchtigkeit im Schlafzimmer ist wichtig: etwa 50 bis 60 %. Die Luftfeuchtigkeit misst ein Hygrometer, das man in jedem Warenhaus kaufen kann.

Gibt es Arzneien gegen Schnarchen? Wie gesagt: Bis heute ist es nicht gelungen, eine wirksame Pille gegen das Schnarchen zu entwickeln. Es gibt zwar Medikamente, die die Atmung anregen, aber sie sind umstritten wegen der starken Nebenwirkungen. Und auf dem Gebiet der Naturmedizin gibt es Kräutersprays und -salben, die entweder im Mund oder in der Nase wirken, dies aber leider nicht bei allen Betroffenen. Am besten bewährt hat sich ein pflanzliches Mundspray, das aus den Extrakten von elf Heilkräutern besteht (Zitrone, Minze, Nelke, Latschenkiefer, Fenchel, Salbei, Thymian, Citronelle, Eukalyptus, Lavendel und Mastix). In erster Linie

Wer schnarcht denn da? Männer sind bei den Schnarchern in der Überzahl. Unter den 30-Jährigen schnarchen 10 % der Männer, 5 % der Frauen. Unter den über 60-Jährigen schnarchen 60 % der Männer und 40 % der Frauen. Allerdings schnarchen auch bereits Kinder ab dem 5. Lebensjahr. Schwacher Trost: Wir Menschen sind da nicht allein. Auch Tiere schnarchen, vor allem Hunde, besonders Pekinesen, Dackel, Chihuahua, Möpse, Boxer und Bulldoggen.

verhilft diese Kombination ätherischer Öle zu einem frischen, sehr angenehmen Atem und bekämpft unerwünschte Keime und Bakterien in der Mundhöhle.

Schöner Nebeneffekt: Das Spray kann (muss aber nicht) dem störenden Schnarchen vorbeugen, weil es die Mundschleimhaut befeuchtet und deren Austrocknen während der Nacht verhindert. Empfehlung: Vor dem Schlafengehen – nach dem Zähneputzen – genügen oft schon drei bis vier Sprühstöße, um Schnarchen zu verhindern. Ein Fläschchen reicht für ca. 60 Nächte.

Welchen Sinn haben Antischnarchgeräte? Das kann man ganz kurz
beantworten: Wenig. Es gibt die einfallsreichsten Erfindungen, um Schnarchen zu verhindern. Z. B. einen Weckapparat, der einem einen Stromstoß versetzt, wenn man in Rückenlage kommt. Noch abstruser: Man näht einen Tennisball auf die Rückenseite des Pyjamas. Sobald man auf den Ball zu liegen kommt, wird man wach. Beides stört also den Schlaf – nicht gerade gesundheitsfördernd.

Weiter gibt es eine Atemmaske, die allerdings nicht funktioniert, wenn man Schnupfen hat. Sie ist außerdem ziemlich teuer und trocknet obendrein die Schleimhäute aus. Schließlich gibt es noch eine Kinnbinde und eine Schlafkappe. Aber das sind alles regelrechte Folterwerkzeuge.

Und was kann der geplagte Partner des Schnarchers tun?
Da gibt es grundsätzlich vier Möglichkeiten zur freien Auswahl: getrennte Schlafräume; vor dem anderen ins Bett gehen und ganz schnell einschlafen, damit man das Schnarchen nicht hört (blöd nur, wenn man nachts aufwacht und der andere schnarcht); Gehörstöpsel; manche finden auch Hilfe im autogenen Training.

Tagesschlafattacken – plötzlich wegnicken

Tagsüber mal kurz wegnicken – das kann verheerende Folgen haben. Immer wieder ist der sogenannte Sekundenschlaf Auslöser für schwere Verkehrsunfälle. Allerdings sind es nicht immer reine Übermüdung des Fahrers oder mangelnde Pausen, die schuld an diesem Sekundenschlaf sind. Tatsächlich hat die Medizin vor einigen Jahren entdeckt, dass es eine spezielle gesundheitliche Störung gibt: die exzessive Schläfrigkeit. Gemeint ist damit eine dramatische Tagesschläfrigkeit – sie muss unbedingt ärztlich behandelt werden.

Peinlich, lästig – und gefährlich Tagesschläfrigkeit ist keineswegs eine normale Müdigkeit, Lethargie, Erschöpfung oder Antriebsschwäche, also etwas, das jeder in gewissem Maße selbst zu beeinflussen vermag. Tagesschläfrigkeit ist vielmehr ein unwillkürliches Einschlafen in Situationen, wo es nicht gewünscht wird, in denen es unpassend ist oder sogar auf keinen Fall geschehen dürfte, etwas, wogegen sich der Betroffene nicht wehren kann. Eine Therapie ist hier nicht nur ratsam, sondern unbedingt notwendig, um sozialen und körperlichen Schaden sowohl vom Betroffenen als auch von seiner Umwelt abzuwenden. Die exzessive Schläfrigkeit – kurz EDS genannt – ist in der Öffentlichkeit kaum bekannt; ein typisches Tabuthema eben. Man ist müde, weil man zu wenig geschlafen und zu viel gearbeitet hat? Kein Problem, das offen zu sagen. Ist ja auch nichts dabei. Wer aber die Kontrolle über sein Wachsein völlig verloren hat und bei jeder Gelegenheit einschläft, wird dies kaum zugeben und lieber zu viel Arbeit oder zu wenig Schlaf vorgeben – selbst wenn er die wahre Diagnose schon kennt.

Wie aber kann man bloße Müdigkeit aufgrund von Schlafmangel von exzessiver Schläfrigkeit unterscheiden? Es handelt sich um Tagesschläfrigkeit, wenn man trotz ausreichenden Schlafs in unangemessenen Situationen eine chronisch vermehrte Einschlafneigung verspürt. Ist auch als Laie einfach zu erkennen, wenn jemand in einer angeregt plaudernden Runde wegschläft oder auf einmal am Schreibtisch bei der Arbeit wegkippt.

Bleierne Müdigkeit Jeder weiß, wie schlecht es sich anfühlt, wenn man nach einer schlaflosen Nacht den nächsten Tag irgendwie rumbringen muss, wenn man einfach funktionieren muss. Genauso fühlt sich der Patient mit exzessiver Schläfrigkeit, aber eben ständig. Er muss permanent gegen sein Schlafbedürfnis ankämpfen, sich mit Gewalt wach halten. Verständlich, dass dabei seine Leistungsfähigkeit mehr und mehr sinkt, dass Gedächtnis und Konzentration beeinträchtigt sind. Wann immer es möglich ist, geben die Betroffenen ihrem Schlafbedürfnis nach – und ernten dabei zumeist Unverständnis: bei der Familie, bei Freunden, die ihn nicht als Kranken sehen, sondern als Langeweiler, als Faulenzer. Das kann sehr schnell zu sozialer Isolation führen. Die exzessive Schläfrigkeit wird in drei Schweregrade eingeteilt:

- Die milde Schläfrigkeit, auch Monotonieintoleranz genannt, tritt nur dann auf, wenn sich der Patient in einem ruhigen Umfeld und in einer Situation befindet, in der man auch sonst leicht einschlafen könnte.

- Bei mäßiger Schläfrigkeit kommt es außerdem bei sehr ruhigen körperlichen Aktivitäten zu Einschlafattacken.
- Bei der schweren Form der Schläfrigkeit kann der Patient bei fast allen körperlichen Aktivitäten das Einschlafen nicht verhindern – etwa beim Essen, beim Gehen und sogar beim Autofahren. Sein körperlich-geistiger Zustand ähnelt einem Menschen, der unter deutlichem Alkoholeinfluss steht: Nach 24 Stunden ohne Schlaf reagiert man, als hätte man 0,8 Promille.

Die Wurzeln des Übels

Exzessive Schläfrigkeit kann viele Ursachen haben: Narkolepsie, Schlafapnoe, eine Störung des Schlaf- und Wachzentrums im Gehirn, nächtliche Atemstörungen durch Übergewicht, aber auch das Restless-Legs-Syndrom sowie bestimmte Medikamente wie Hypnotika und bestimmte Schlafmittel. Jahrelange Schichtarbeit, also ein Leben gegen den Biorhythmus, kann ebenfalls dazu führen.

Das böse Erwachen Man kann davon ausgehen, dass 6 % der Erwachsenen ein übermäßiges Schlafbedürfnis mit starker Ausprägung haben. Unbehandelt kann die Tagesschläfrigkeit viele Nachteile für den Betroffenen haben, ganz abgesehen von einem Verkehrsunfall und dessen möglicherweise massiven Folgen: Verlust des Arbeitsplatzes, der Lebensqualität, der sozialen Kontakte bis hin zu völliger sozialer Isolation. Er läuft sogar Gefahr, im Lauf der Zeit an Halluzinationen, Parkinson, Depressionen oder Multipler Sklerose zu erkranken: Die exzessive Tagesschläfrigkeit ist oft Vorbote oder Begleiterscheinung dieser Krankheiten.

Schlafapnoe Hauptursache für die exzessive Schläfrigkeit ist das sogenannte Schlafapnoe-Syndrom, auch SAS genannt. Darunter versteht man wiederholte, kurze Atemstillstände während des Schlafs, die sich häufig in lang anhaltendem, übermäßig lautem Schnarchen äußern (siehe dazu auch das Kapitel Schnarchen, Seite 84 ff.). Hervorgerufen wird das Problem durch eine Erschlaffung der Rachenmuskulatur mit einem totalen Verschluss der oberen Luftwege während des Schlafs.

Da der Betroffene durch die Atemaussetzer immer wieder aufwacht oder von seinem Partner aufgeweckt wird, erholt er sich nachts nicht oder nur ungenügend und leidet dann tagsüber an massiver Schläfrigkeit.

Narkolepsie Eine weitere sehr häufige Ursache für Tagesschläfrigkeit. Nach Schätzung der Deutschen Narkolepsie-Gesellschaft (DNG) sind in Deutschland etwa 100.000 Menschen betroffen, von denen aber nur etwa 2.000 medizinisch behandelt werden. Dabei ist diese Störung ohne Arzt nicht in den Griff zu bekommen. Bei der Narkolepsie kommt es zu den Tagesschlafattacken, wenn sich das Wachzentrum im Gehirn abschaltet. Dies kann ebenso gut mitten in einem Gespräch geschehen wie auch beim Lachen, Essen oder Treppensteigen.

Ursächlich für das plötzliche Abschalten des Wachzentrums im Gehirn ist vermutlich ein Gendefekt. Leider wird die Narkolepsie häufig erst nach Jahren erkannt und diagnostiziert, denn nach Auftreten der ersten Symptome entwickelt sie sich nur ganz allmählich. Auch Schüler können bereits betroffen sein und schlafen einfach unvermittelt im Unterricht ein. (Aber bitte, liebe Schüler, dies nicht einfach als Ausrede missbrauchen, wenn's im Unterricht mal wieder zu langweilig war!)

Rechtzeitig handeln! Ganz wichtig: Wer einen ersten Verdacht hat, an exzessiver Tagesschläfrigkeit zu leiden, sollte offen mit seinem Arzt darüber sprechen. Das Problem dabei: Viele verschweigen dieses Problem so lange wie möglich. Vor allem jene, die beruflich ein Fahrzeug lenken, denn sie laufen Gefahr, mit der Diagnose ihren Arbeitsplatz zu verlieren.

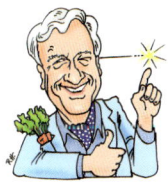 **Wichtig zu wissen** 25 % der Narkolepsiepatienten haben mindestens einen müdigkeitsbedingten Verkehrsunfall. Bei Patienten, die am Schlafapnoe-Syndrom leiden, ist das Unfallrisiko sogar um das Siebenfache erhöht.

Umgekehrt hat auch der Arzt die Verpflichtung, einen Patienten beim geringsten Verdacht darauf anzusprechen. Er muss dem Betroffenen klarmachen, welche Verantwortung er für sich und das Leben anderer trägt, wenn er sich nicht behandeln lässt.

Die Diagnosefindung Um eine Diagnose zu stellen, werden Gespräche mit dem Patienten geführt und spezielle Schlaf- und Wachtests in einem Schlaflabor durchgeführt. Zum einen der Multiple Einschlaflatenztest MSLT, bei dem der Betroffene in einem abgedunkelten Raum im Bett liegt und einschlafen soll. Dabei kann der Schlafdruck gemessen werden. Zum anderen gibt es den Wachhaltetest MWT. Hier sitzt der Betroffene in einem dunklen Raum im Bett und soll sich bemühen, wach zu bleiben. Menschen reagieren verschieden auf die Müdigkeit, die parallel zur Tagesschläfrigkeit auftritt: Etwa 64 % der Frauen sind gereizt, Männer dagegen werden sehr ruhig und machen daher mehr Fehler, weil sie auch viel schneller wieder einschlafen.

Das macht Müde munter

Wer unter Tagesschläfrigkeit leidet, muss sein Leben entsprechend planen. Es gibt einiges, was ein Leben mit dieser Störung erleichtert.

Kurze Nickerchen: Man sollte sich über den Tag verteilt Freiräume schaffen und mehrere Nickerchen von je 15 bis 20 Minuten einplanen. Dadurch lässt sich das Schlafbedürfnis während des Resttages reduzieren. Wichtig ist auch herauszufinden, wann einen die Schlaf- und Müdigkeitsattacken meist heimsuchen, und das im Tagesablauf zu berücksichtigen.

Auf Trab kommen: Der Betroffene braucht ausreichend körperliche Bewegung, und zwar regelmäßig. Wer mindestens zwei- bis dreimal die Woche Sport treibt und sich dabei fordert, schläft nachts ruhiger und hat tagsüber weniger Müdigkeitsattacken.

Snacken statt tafeln: Besser fünf kleine statt drei große Mahlzeiten über den Tag verteilt einnehmen. Dann fällt man nach dem Essen nicht in dieses berühmte Loch, das sowieso schon zum Schlafen verleitet.

Kampf dem Sägen: Wer schnarcht, sollte bei Übergewicht abnehmen. Dabei verschwinden auch die überflüssigen Fettpolster im Hals- und Rachenbereich, die die nächtliche Atmung behindern. Wichtig: möglichst in Seitenlage schlafen.

Ausreichend ruhen: Viele Ärzte sind der Ansicht, dass die extreme Tagesschläfrigkeit ein Tribut an unser heutiges Leben voll Stress und Hektik ist, in dem wir oft die Nacht zum Tage machen. So kann die Tagesschläfrigkeit die Summe der ständigen Schlafdefizite aus dem Lauf der Jahre sein.

Wichtig also: Nachts zwischen sieben und acht Stunden ungestört in einem abgedunkeltem und ruhigem Zimmer schlafen.

Hilfe von der Schulmedizin

Jahrzehntelang wurden gegen die exzessive Schläfrigkeit Wirkstoffe wie Amphetamine und Methylphenidat eingesetzt, doch haben sie schwere Nebenwirkungen und können abhängig machen. Neu ist die Vigil-Therapie mit einem hocheffektiven Medikament aus dem Wirkstoff Modafinil (ein Benzhydrylsulfinyl-Acetamid-Derivat). Dieser fördert die Wachsamkeit und eignet sich zur Therapie der sowohl durch Narkolepsie als auch durch Schlafapnoe verursachten exzessiven Schläfrigkeit.

Modafinil steigert das Wachsein, ohne den Nachtschlaf zu beeinflussen – genügend Schlaf nachts ist bei der Einnahme dieses Medikaments also wichtig. Unbestreitbare Vorteile: Modafinil ist mit den anderen bisher eingesetzten Substanzen chemisch nicht verwandt, hat keine schwerwiegenden Nebenwirkungen und macht nicht abhängig.

Modafinil wirkt gezielt Auch wenn man Modafinil lange Zeit nimmt, lässt die Wirkung nicht nach. Es greift nur dort ein, wo es gebraucht wird: im Schlaf-Wach-Zentrum des Gehirns und in der Gehirnrinde.

Sowohl die positive Wirkung (die Patienten schafften es endlich wieder, in den verschiedensten Alltagssituationen wach zu bleiben) als auch die Verträglichkeit wurden in mehreren klinischen Studien mit über 3.500 Betroffenen nachgewiesen. Mögliche Nebenwirkungen wie Kopfschmerzen, Übelkeit oder Nervosität konnten auch in der Plazebogruppe beobachtet werden, die den Wirkstoff nicht bekam. Modafinil wird in Tabletten zu 100 Milligramm eingenommen, wobei die Therapie täglich zwei bis vier Tabletten – eingenommen morgens und abends – vorsieht.

Mundgeruch macht schweigsam

Was ist unangenehmer? Bei sich selbst in Situationen, wo man es absolut nicht gebrauchen kann, Mundgeruch zu bemerken oder bei einem Gesprächspartner? Gute Frage. Die Kommunikation kann auf alle Fälle gestört sein.

Mundgeruch ist einfach lästig, bei sich selbst, weil es uns peinlich ist; bei Mitmenschen, weil er uns im wahrsten Sinne des Wortes stinkt. Und er stört in allen Situationen: in der Partnerschaft, im Beruf, im Zusammensein mit Freunden. Vor allem morgens nach dem Aufstehen leiden viele unter Mundgeruch – jeder fünfte Deutsche ist davon betroffen.

Wer sich bewusst ist, dass er übel aus dem Mund riecht, sollte sofort etwas dagegen unternehmen. Niemand muss aus dem Mund riechen – es gibt so viele wirksame Maßnahmen.

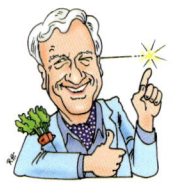 **Gut zu wissen** Im Grunde genommen riecht jeder von uns aus dem Mund. In den allermeisten Fällen ist das aber glücklicherweise für andere Menschen kaum merklich.

Individueller Mundgeruch Für Mundgeruch sind sowohl die Zusammensetzung des Speichels als auch die Bakterien auf der Mundschleimhaut verantwortlich, aber auch die Ausdünstungen aus der Speiseröhre und den Atemwegen. Und natürlich spielt das Essen vom Vortag ebenfalls eine wichtige Rolle.

Schnuppern Sie mal! Zum Problem wird Mundgeruch, wenn er zu stark wird und der Umwelt auffällt. Das Dumme daran: Meist merkt man das selbst gar nicht; es fällt zuerst meistens den Mitmenschen auf. Hilfreicher Test: Morgens und abends die hohle Hand vor den Mund halten, kurz hineinhauchen, dann die Hand blitzschnell zur Nase heben und schnuppern. Dann wissen Sie, ob Sie Ihren Mitmenschen »stinken«. Zum Arzt müssen Sie gehen, falls Sie folgende Beobachtungen machen:

- Wenn der Mundgeruch süß ist, könnte das ein Hinweis auf Diabetes mellitus (Zuckerkrankheit) sein.
- Wenn aus dem Mund fischähnlicher ammoniumartiger Geruch strömt, weist das möglicherweise auf eine Nierenerkrankung hin (bei Kindern riecht der Atem allerdings oft nach Fisch, wenn sie sehr lange nichts gegessen haben).

Mögliche Ursachen für Mundgeruch:

Mangelnde Zahn- und Mundhygiene: Nach dem Essen werden Nahrungsmittelreste von Bakterien zersetzt, beginnen zu gären und verbreiten üble Gerüche. Nach jeder Mahlzeit Zähne putzen. Wo die Zahnbürste nicht hinkommt, muss man Zahnseide oder Zahnbrushes einsetzen.

Kaputte Zähne, vor allem schadhafte Zahnfüllungen, Zahnfleischentzündungen, eitrige Mandeln, Pilze in der Mund- und Rachenhöhle oder auch ein extrem trockener Mund.

Nervöse Verdauungsstörungen, Mangel an Verdauungsenzymen, krankes Darmmilieu, gestörte Darmflora, Magenschleimhautentzündung oder Darmgrippe.

Alkohol und Tabak: Übermäßiger Alkohol- und/oder regelmäßiger Tabakkonsum führen natürlich ebenfalls zu starkem Mundgeruch.

Stresssituationen, meist verbunden mit Ärger, Aufregungen und Kränkungen. Sobald der Stress vorbei ist, ist auch der üble Mundgeruch verschwunden.

Bestimmte Nahrungsmittel: Es gibt natürlich ganz bestimmte Nahrungsmittel, die Mundgeruch hervorrufen, beispielsweise Knoblauch, Zwiebeln, Lauch in allen Variationen und deftige Käsesorten.

Mundgeruch kann aber auch durch eine ärztliche Behandlung entstehen, z. B. wenn bei einer Lungenerkrankung der Patient ein Spray anwenden muss, das die natürlichen Abwehrkräfte im Mund derart schwächen kann, dass es zu einer Pilzbildung kommt. Dieser Pilz löst dann Mundgeruch aus. Abhilfe schaffen Mundspülungen mit Wasser nach jeder Anwendung des Sprays, um alle Rückstände des Sprays aus dem Mund zu bekommen.
Kann man keine eindeutige Ursache für den Mundgeruch erkennen, sollte man zum Arzt gehen und die Gründe abchecken lassen. Ist die Ursache bekannt, gibt es zahlreiche sinnvolle und effektive Maßnahmen. Dabei sollte man, falls möglich, auf natürliche Mittel zurückgreifen, weil sie meist keine Nebenwirkungen haben. Im Folgenden eine Auswahl von bewährten Rezepten.

Schluss mit dem Mief!

Das können Sie gegen Mundgeruch tun:
- Nach jeder Mahlzeit gründlich die Zähne putzen, anschließend eine Munddusche verwenden. Zusätzlich gurgeln: zehn Tropfen australisches Teebaumöl, 20 Tropfen Propolistinktur oder sieben Tropfen Myrrhetinktur in 1/4 Liter lauwarmes Wasser geben und damit den Mund ausspülen.

- Auch Zahnprothesen, Porzellan- oder Kunststoffkronen wollen gründlich gereinigt werden.

- Knoblauch, Zwiebeln, Fisch, Rettich und stark ölige Gerichte meiden.

- Zumindest vorübergehend Alkohol meiden. Wer raucht: damit aufhören!

- Stress vermeiden. Wenn sich die Termine häufen, auch einmal »Nein!« sagen. Streit, Intrigen, Ärger meiden, ebenso unangenehme Mitmenschen. So unglaublich es auch klingt: Sie können Auslöser für Ihren Mundgeruch sein.

- Wenn man sich überfordert fühlt: Urlaub machen. Am Wochenende wirklich ausruhen und sich nicht in Freizeitstress stürzen.

- Wenn man sich einen Pilzbefall im Mund eingehandelt hat, sollte man sich vom Arzt ein flüssiges Antipilzmittel verordnen lassen. Mit diesem Mittel wird dann zuerst gegurgelt, danach der ganze Mund ausgespült, und anschließend wird es geschluckt. In den allermeisten Fällen bekommt man den Pilz nach einigen Wochen in den Griff. Und dann sollte auch der Mundgeruch verschwunden sein.

- Kommt gar nicht so selten vor: Mundgeruch durch einen trockenen Mund. Ursache für einen trockenen Mund sind beheizte Räumen mit zu niedriger Luftfeuchtigkeit und Schlafen mit offenem Mund. Fatale Kettenreaktion: Trockene Mundschleimhäute sind ein Tummelplatz für Bakterien, und die wiederum führen oft zu Mundgeruch. Ideal ist eine Luftfeuchtigkeit von 50 bis 60 %. Die Anschaffung eines Hygrometers zur Messung der Luftfeuchtigkeit ist ratsam. Das beste Mittel gegen trockenen Mund: Regelmäßig und über den Tag verteilt viel Wasser trinken, am besten zu jeder vollen Stunde ein Glas in kleinen Schlucken.

Die besten Hausmittel

Was wären wir ohne Hausmittel …? Es gibt natürlich auch welche gegen Mundgeruch.

Mundwasser Mehrmals am Tag ein Mundwasser verwenden, das für frischen Atem sorgt. Aber Vorsicht: Zu scharfe Mundwässer können die Mundschleimhaut reizen.

Brottrunk Wunderbar eignet sich Brottrunk aus dem Reformhaus. Schmeckt zwar alles andere als gut, aber die Brotsäurebakterien, besonders die starken Milchsäurebakterien, bekämpfen Mundgeruch wunderbar.

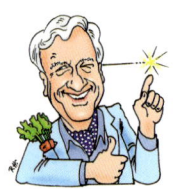 *Gut zu wissen* Pilzbefall im Mund ist leicht zu erkennen: Typisches Kennzeichen ist ein weißlicher Belag auf der Zunge oder im Bereich der Mundschleimhaut in der Gegend der Wangen. Übrigens sollte man den pelzigen weißen Zungenbelag auch mechanisch mit einer weichen Zahnbürste entfernen. Klappt ganz vorzüglich.

Kaugummi Mitunter genügt es, einen Kaugummi zu kauen. Schöner Nebeneffekt: Kaugummikauen stärkt auch die Konzentration. Apropos Kauen: Versuchen Sie es mal mit ein paar Kaffeebohnen.

Bonbons Erfrischende Bonbons oder Pastillen lutschen, am besten mit Eukalyptus.

Petersilie Ein paar Esslöffel rohe, klein gehackte Petersilie kauen, oder aber frische Salbei- oder Pfefferminzblätter. Sehr bewährt haben sich auch Thymian, Majoran, Fenchel, Anis und Dill.

Äpfel Mitunter genügt der Verzehr eines Apfels, und schon ist der Mundgeruch weg.

Salbeitee Den Mund regelmäßig mit warmem Salbeitee ausspülen.

Propolis 20 Tropfen Propolis (aus der Apotheke) in lauwarmes Wasser geben, damit gurgeln und den Rest trinken. Es gibt Propolis auch als Kapseln. Aber: Die Kur ist nur dann sinnvoll, wenn der Mundgeruch durch eine Verdauungsstörung im Magen hervorgerufen wird.

Milch Manche Menschen haben Glück. Sie trinken einfach ein Glas Milch und sind ihren Mundgeruch dann schnell wieder los. Die einen reagieren besser auf kalte, die anderen auf warme Milch.

Heidelbeertee Manchen hilft es, wenn sie drei Wochen lang jeden Tag drei Tassen Heidelbeertee aus der Apotheke trinken.

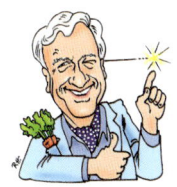

Tipp Mundgeruch entsteht in der Regel durch Bakterien, die sich im Mundraum bilden. Olivenöl ändert die Wachstumsbedingungen für diese Bakterien. Einmal täglich für etwa zwei Minuten mit Olivenöl spülen. Dazu behält man Olivenöl, etwa 1 Esslöffel, im Mund und spült mittels Mund- und Zungenbewegung.

Die besten Arzneien Natürlich gibt es auch in der Apotheke spezielle Präparate gegen Mundgeruch: medizinische Kaugummis, Mundsprays sowie Chlorophylltabletten. Hilfreich ist auch die Desaquick-Therapie: Man zerkaut Tabletten aus aktivem Sauerstoffschaum und Vitamin C. Diese spezielle Wirkstoffkombination beseitigt rasch die Ursachen des Mundgeruchs, ohne dabei die Mundflora anzugreifen und zu beschädigen. Man hat schnell reinen, frischen

Atem – ideal z. B. vor dem Küssen. Auch die Homöopathie verspricht Hilfe: der Kamillenextrakt Chamomilla D12, von dem man nach dem Essen jede Stunde fünf Globuli einnimmt; ebenso nach dem Ziehen eines Zahnes oder nach einer Wurzelbehandlung jede Stunde fünf Globuli.

»Küchentricks« Dem Mundgeruch kann man auch durch eine – zumindest zeitweise – Umstellung der Ernährung den Kampf ansagen:

- Für einige Zeit das Fleisch vom Speiseplan streichen, dafür nur Obst und Gemüse, und zwar möglichst oft roh, essen. Ratsam ist vor allem Vitamin-C-reiches Obst und Gemüse: Orangen, Mandarinen, Kiwis, Grapefruits, Paprikaschoten und Sauerkraut.
- Pro Tag mindestens zwei Liter hochwertiges Wasser oder ungesüßte Kräutertees trinken.
- Mit dem Frühstück fängt es an. Eine Woche lang jeden Tag 1/4 Liter Milch mit einem Esslöffel goldgelben Leinsamen aus der Drogerie einmal kräftig aufkochen und den Brei auf nüchternen Magen essen. Dieser Brei bringt Verdauung und Darmflora wieder in Ordnung.
- Zwei Teelöffel zerdrückte Kümmelfrüchte mit 1/4 Liter kochendem Wasser übergießen und zehn Minuten ziehen lassen, dann durchseihen. Den Tee lauwarm in kleinen Schlucken zu den Mahlzeiten trinken.

Gerstengraspulver Ebenfalls erprobt im Kampf gegen den Mundgeruch ist Gerstengraspulver. Es enthält große Mengen an Chlorophyll, außerdem Kalzium, Kalium, B-Vitamine, Vitamin C, Eisen, Kupfer, Zink und das seltene Jungmacherenzym Superoxid-Dismutase. Vor allem das Chlorophyll bindet Mundgeruch.

• 1/2 Teelöffel Aniskörner und 1/2 Teelöffel Kümmel in 1/4 Liter Milch fünf Minuten kochen, dann durchseihen. Die Mischung lauwarm in kleinen Schlucken trinken.

So wirkt Gerstengraspulver richtig Täglich einen Teelöffel Pulver in 100 Milliliter Wasser auflösen, damit den Mundraum ausspülen; außerdem morgens und abends gurgeln. Ganz wichtig: Das Pulver darf niemals in heißem oder warmem Wasser aufgelöst werden, denn dann verlieren Vitamine, Mineralstoffe, Spurenelemente und Enzyme ihre Wirkung. Auch sehr wirksam: ein Vitaldrink aus Gerstengraspulver. Für einen Erwachsenen gilt folgende Dosierung: einen Teelöffel Gerstengraspulver in 200 Milliliter Wasser verrühren und trinken; am besten zwei- bis dreimal am Tag, jeweils 25 Minuten vor den Mahlzeiten. Bitte beachten: Da das Chlorophyll rasch vom Körper aufgenommen wird, kann es zu Wechselwirkungen mit Medikamenten kommen. Man sollte daher zwischen der Einnahme von Medikamenten und dem Gerstengrasdrink mindestens vier Stunden vergehen lassen. Übrigens: Auch wenn der Name abschrecken mag – Gerstengraspulver schmeckt wirklich gut. (Wer mehr dazu wissen will: www.keimling.de/getreidegraeser oder Infotelefonnummer 00 49/41 61/5 11 60.)

Wenn sich der Mundgeruch trotz allem nicht vertreiben lässt, können eine Heilfastenkur in einem Sanatorium oder eine gezielte Magen-Darm-Behandlung Abhilfe schaffen.

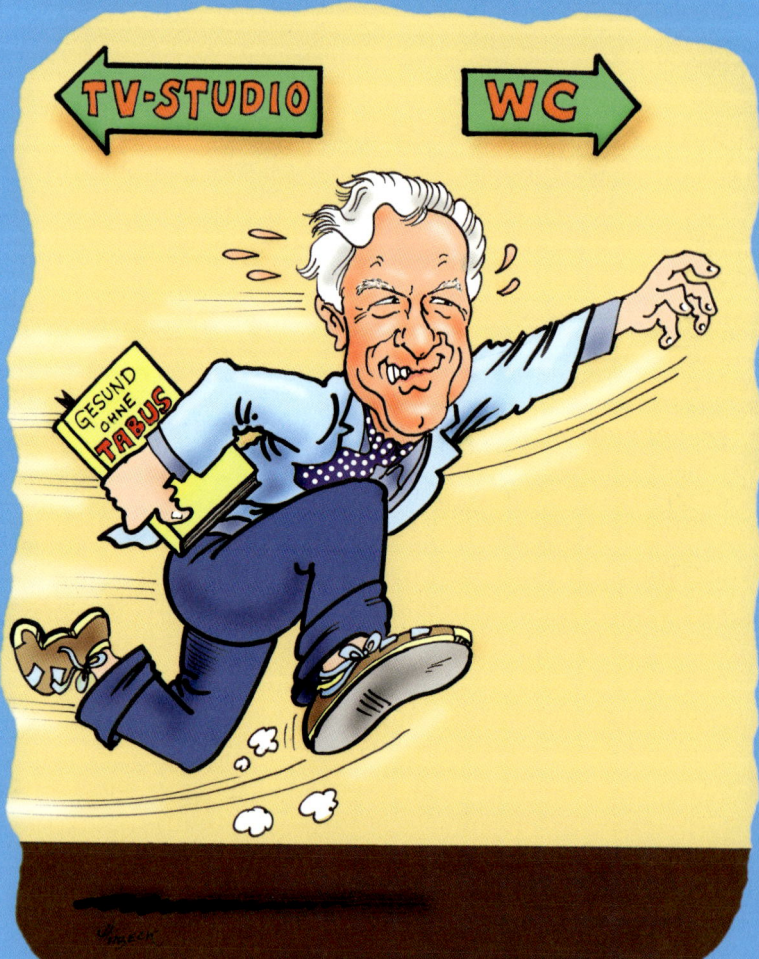

Wenn's tröpfelt und brennt, wenn man aufs Örtchen rennt …

Treffen sich zwei Freunde, der Huber und der Müller. Sagt der Müller zum Huber: »Es ist eine furchtbare Sache, wenn man älter wird. Ich kann mitunter meinen Harn einfach nicht halten. Ich wage mich oft gar nicht mehr aus dem Haus und bin verzweifelt.« Da rät der Huber dem Müller: »Da musst du etwas unternehmen. Geh' am besten zu einem Nervenarzt, zu einem Psychologen oder einem Psychotherapeuten, wenn dir der Hausarzt bisher nicht helfen konnte.« Der Müller bedankt sich und eilt davon. Nach einiger Zeit treffen sich die beiden auf der Straße wieder. Der Huber will natürlich wissen: »Na, hat dir der Facharzt helfen können? Hast du die Blase im Griff?« Da schüttelt der Müller den Kopf, strahlt seinen Freund an und meint: »Die Blase habe ich nicht im Griff. Aber der Psychotherapeut hat mir sehr geholfen. Ich mache zwar nach wie vor in die Hosen. Aber jetzt macht es mir nichts mehr aus. Ich bin richtig stolz darauf!«

Das ist die Welt des Humors. Im realen Leben geht das nicht so einfach. Harninkontinenz, eine schwache Blase oder aber auch eine Blasenentzündung sind nicht nur schmerzhaft, sondern auch peinlich. Daher wollen die Betroffenen mit keinem darüber reden. Das führt aber oft dazu, dass so ein Leiden verschleppt und viel zu spät behandelt wird. Speziell bei der schwachen Blase mit all ihren Folgen gerät man allzu leicht, wenn man sich nicht dem Arzt anvertraut, in soziale Isolation. Das betrifft Frauen und Männer im reiferen Alter gleichermaßen. Dann wird das Leiden zu einem großen Lebensproblem. Vielleicht hilft dieses Buch, die Schwellenangst für den Arztbesuch zu überwinden …

Inkontinenz –
heimliches Leid, unheimlicher Druck

Wer sich, wo er auch hinkommt, sofort nach der Toilette erkundigt; wer im Kino oder Theater unbedingt am Rand sitzen will; wer sich auf der Autobahn von WC zu WC hangelt, der leidet möglicherweise unter Blasenschwäche, in der Medizin Harninkontinenz genannt – ein klassisches Tabuthema.

Blasenschwäche ist zu einer heimlichen Volkskrankheit geworden. Und wer es damit abtut, dass sowieso nur Frauen und alte Menschen an ihr leiden, der irrt: Auch Männer, jüngere Menschen und sogar Kinder können daran leiden. Allerdings: mit zunehmendem Alter steigt das Risiko, daran zu erkranken, und auch das ist rich-

Tabuisierte Volkskrankheit Erschreckende Zahlen: Über fünf Millionen Menschen leiden allein in Deutschland unter unfreiwilligem Harnabgang. Und weil keiner gern darüber spricht, gibt es zu diesem Thema jede Menge Fehlmeinungen, unsinniges Verhalten und falsche Scham. Die meisten sprechen nicht einmal mit ihrem Arzt darüber. Und der Arzt hat oft selbst Hemmungen, den Patienten darauf anzusprechen. Viele Betroffene ziehen sich zurück, aus Angst, jemand könnte das Problem bemerken, und geraten dadurch unter Umständen in soziale Isolation. Häufig wird das Leiden jahrelang geheim gehalten. Ältere Menschen werden häufig wegen Harninkontinenz von ihrer Verwandtschaft sogar ins Pflegeheim abgeschoben.

tig – vor allem Frauen sind betroffen. Dazu ein paar Zahlen: 10 % aller Frauen zwischen 30 und 40 leiden unter Blasenschwäche, im höheren Alter jede zweite bis dritte Frau. Aber es gibt auch eine gute Nachricht: Blasenschwäche ist kein unabänderliches Schicksal, denn es gibt heutzutage viele Behandlungsmethoden, mit denen man sie lindern, ja sogar heilen kann. Doch bitte: Dafür muss man zum Arzt gehen (zunächst zum Hausarzt, dann zum Gynäkologen oder Urologen), sobald das Problem auftritt. Dort wird eine Harnanalyse sowie anschließend eine Ultraschalluntersuchung des Bauchraums veranlasst.

Die gesunde Blase An dieser Stelle ein paar Worte zur Arbeitsweise der gesunden Blase: Die Blase sammelt den Urin, den Abfallstoff der Nieren, deren Aufgabe es ist, das Blut von Giftstoffen zu befreien. Die Blase ist ein sehr dehnbares, elastisches Hohlorgan, das aus Muskelschichten besteht und mit einer Schleimhaut ausgekleidet ist.
Von der Blase geht es über den Blasenhals in die Harnröhre, an der einige Muskelfasern als innerer Schließmuskel die Blase verschließen. Die Beckenbodenmuskulatur schließlich bildet mit mehreren Muskelsträngen den äußeren Schließmuskel.
Wichtig für eine funktionierende Blase ist das perfekte Zusammenspiel beider Schließmuskeln, die zum Wasserlassen schlaff werden müssen – nur dann kann Harn ausfließen. Füllt sich die Blase, wird sie größer – und das dehnt die Muskulatur. Diese Dehnung wird über ein Nervenzentrum im Rückenmark an das Gehirn weitergeleitet und dort als Harndrang wahrgenommen – für das Gehirn der Startschuss, den Auftrag zum Entleeren der Blase zu erteilen. Die Blase zieht sich zusammen, der Muskelverschluss wird schlaff, und der Harn kann dann leicht abfließen.

Formen der Blasenschwäche

Vorsicht – Blasenschwäche ist nicht gleich Blasenschwäche, denn je nachdem, auf welcher der drei Ebenen (in der Blasenmuskulatur, im Verschlusssystem der Harnröhre oder im Nervenzentrum, das für die Reizweiterleitung an das Gehirn verantwortlich ist) die Funktionsstörung vorliegt, kommt es zu verschiedenen Ausprägungen der Inkontinenz. Sicher ist: Als Inkontinenz wird der unwillkürliche Verlust von Urin in einem ungeeigneten Augenblick bezeichnet, wobei Inkontinenz keine Krankheit an sich ist, sondern ein Symptom für eine Störung einer Körperfunktion.

Es werden tatsächlich sechs Formen der Harninkontinenz unterschieden:

Belastungs- oder Stressinkontinenz (kommt am häufigsten vor): Bitte nicht verwechseln, Stress meint hier nicht seelischen Stress, sondern einen erhöhten Druck im Bauchraum. Bei dieser Inkontinenzform ist ein Defekt am Harnröhrenverschluss der Übeltäter. Wenn sich bei Anstrengung (z. B. schweres Tragen, Lachen, Niesen, Treppensteigen) die Bauchmuskeln anspannen, kann in diesem Fall die Druckzunahme nicht abgefangen werden, und man verliert Urin. Die Ursache ist hier meist eine geschwächte Beckenbodenmuskulatur, etwa nach mehreren Geburten, bei Bindegewebsschwäche oder Übergewicht. Betroffen sind vor allem Frauen.

Drang- oder Urge-Inkontinenz: Ursache dieser Form der Inkontinenz (übrigens die häufigste Inkontinenzform bei Männern) ist eine Steuerungsstörung, die dem Gehirn signalisiert, dass die Blase voll ist – was aber nicht der Fall ist. Doch die Steuerzentren in Gehirn und Rückenmark geben pflichtbewusst die Meldung weiter, die Muskulatur der Blasenwand zieht sich zusammen, der Druck im Blaseninneren steigt an – und es beginnt unwillkürlich zu tröpfeln.

Bei einer leichten Form dieser Störung kann der Betroffene trotz verstärkten Zwangs zum Wasserlassen die Toilette noch rechtzeitig aufsuchen, bei der schweren Form ist dies nicht mehr möglich.

Die *Dranginkontinenz* ist häufig Folge von Blasenerkrankungen, einer Schädigung des Blasenmuskels, Erkrankungen des Gehirns – wie Morbus Alzheimer oder Zerebralsklerose, mitunter auch Störungen in der Wirbelsäule und den Bandscheiben. Eine Sonderform der Dranginkontinenz hat einen lustigen Namen, auch wenn's für die Betroffenen überhaupt nicht lustig ist: die sogenannte Giggle-Inkontinenz, auch Kicherinkontinenz oder Enuresis risoria genannt. Sie führt bei Lachen zu unkontrolliertem Urinverlust und tritt überwiegend bei Kindern auf.

Überlaufinkontinenz führt, wie der Name schon so treffend sagt, zum ständigen Abgang von kleinen Mengen Urin, ohne dass der Betroffene das Bedürfnis hat, zur Toilette zu gehen. Das Problem ist, dass die Blase beim normalen Toilettengang nicht vollständig geleert werden kann, sodass immer wieder Nachschub vorhanden ist – leider. Die Ursachen sind vielfältig: eine Verengung der Harnröhre, eine Prostatavergrößerung (beim Mann), eine Fehlfunktion der Blasenmuskulatur oder Nervenschädigungen. Überlaufinkontinenz ist außerdem Begleit- oder Folgeerscheinung von Diabetes mellitus, Alkoholmissbrauch und seelischem Druck.

Reflexinkontinenz: kommt selten vor. Die Blase entleert sich reflexartig, auch wenn sich nur wenig Harn darin befindet und der Betroffene gar keinen Harndrang verspürt. Die Ursache ist meist eine Störung der Nervenleitung von Harnblase zum Gehirn, etwa durch Rückenmarksbeschädigungen, Querschnittslähmung, Multiple Sklerose oder einen Tumor im Rückenmarksbereich.

Auch *Bettnässen* ist eine Form der Harninkontinenz, es wird unterschieden zwischen primärer und sekundärer Enuresis. Von primärer

Wichtig zu wissen Inkontinenz ohne ärztliche Behandlung birgt eine große Gefahr: Aus Angst vor dem Einnässen trainieren Betroffene oft jahrelang ein völlig falsches Verhalten und verlieren dabei vollkommen die Kontrolle über ihre Blase. Daher sollte man grundsätzlich wissen: Wie oft ist Wasserlassen normal? Die einfache Faustregel: Wer durch Trinken zwei Liter Flüssigkeit pro Tag aufnimmt und keine entwässernden Arzneimittel schlucken muss, sollte im Lauf des Tages nicht öfter als sechsmal die Toilette aufsuchen.

Harninkontinenz spricht man, wenn der Betroffene seit seiner Geburt aufgrund einer Reifeverzögerung (das Hormon Vasopressin, das den Wasserhaushalt reguliert, ist noch nicht ausreichend vorhanden, sodass die Blase nachts nicht richtig kontrolliert werden kann) noch nie länger als sechs Monate trocken war. Die sekundäre Form liegt vor, wenn es nach einem »trockenen Zeitraum« von mindestens sechs Monaten erneut zu Bettnässen kommt. In diesem Fall spielt die Seele meist die entscheidende Rolle – psychologische oder psychotherapeutische Behandlungen sind daher in den meisten Fällen sinnvoll.

Extraurethrale Inkontinenz tritt sehr selten auf. Es handelt sich um einen ständigen Urinabgang durch ungewöhnliche Öffnungen, z. B. durch eine Verbindung von der Blase nach außen oder bei der Frau zur Scheide. Dahinter stecken angeborene Fehlbildungen, chronisch-entzündliche Darmerkrankungen, Unfälle oder Operationen.

Schließlich gibt es noch die *Mischinkontinenz,* eine Sonderform, bei der Symptome sowohl der Belastungs- als auch der Dranginkontinenz auftreten. Die Betroffenen verlieren bei körperlicher Anstrengung Harn (weswegen diese Form meist der Belastungsinkontinenz zugeordnet wird), obwohl sie eigentlich den Harndrang unterdrücken könnten.

Auslöser der Blasenschwäche Die Ursachen sind vielfältig, z. B. Entzündungen im Körper, hormonelle Veränderungen, Veränderungen der Prostata beim Mann, Verletzungen, die Einnahme bestimmter Medikamente, unter Umständen seelische Belastungen und Stresssituationen, außerdem Schwangerschaft und Geburt eines Kindes, die weiblichen Wechseljahre, eine Unterleibsoperation oder Raucherhusten. Unabhängig davon gilt natürlich: Mit zunehmendem Alter nimmt auch die Gefahr zu, an Blasenschwäche zu leiden.

Das beruhigt die Blase

- Das ist nun wirklich der denkbar schlechteste Weg: einfach nichts mehr zu trinken – ganz schlecht für Kreislauf und Stoffwechsel. Außerdem: Der Harn wird besonders konzentriert und dick – und das reizt die Blase noch mehr. Auch hier gilt also: tagsüber reichlich trinken – Früchte- und Kräutertees, stark verdünnte Fruchtsäfte oder stilles Mineralwasser; möglichst keinen Bohnenkaffee, stark kohlensäurehaltige Getränke und schwarzen Tee. Auch Koffein und Alkohol sind wenig ratsam, denn sie verstärken die Harnproduktion.
- Die Devise lautet auch hier: abspecken! Jedes Pfund zu viel schadet dem Beckenboden.
- Wichtig ist die regelmäßige Verdauung, auch das hilft der Beckenbodenmuskulatur.
- Sinnvoll ist das Führen eines »Miktionsprotokolls«. Miktion heißt: Blasenentleerung. Im Protokoll wird vermerkt, wann man auf die Toilette geht, was und wie viel getrunken wird. So kann man mit

Hilfe eines Messbechers errechnen, wie viel Wasser gelassen wird: 300 bis 400 Milliliter pro Toilettengang sind normal. Wer nur auf 100 Milliliter kommt, bei dem kam der Reiz zu früh.

- Ganz wichtig: die Blase wieder an längere Zeitabstände zwischen den Toilettengängen gewöhnen, nicht gleich nachgeben, wenn die Blase sich meldet. Wer sofort zur nächsten Toilette rast, erreicht das Gegenteil. Laufen belastet nämlich den Beckenboden – das ist schlecht für den Schließmuskel. Sinnvoller ist es, wenn man gelassen bleibt, sich hinsetzt, den Oberkörper nach vorn beugt und tief durchatmet. Erst wenn der Drang vorbei ist, kann man in aller Ruhe zur Toilette gehen.

- Nicht jedes Mal vor dem Verlassen des Hauses die Toilette aufsuchen (gilt auch für Kinder) – das schwächt die Blasenmuskulatur, weil sie die Dehnung nicht trainieren muss. Aber auch das Gegenteil ist der falsche Weg: den Harn zu lange zurückhalten.

- Kurz vor dem Sex und danach die Blase entleeren – gilt übrigens auch nach dem Schwimmen und der Sauna.

- Den Unterleib warm halten (ebenso die Füße!) – Kälte mag die Blase gar nicht.

- Während des Wasserlassens den Harnstrahl nicht unterbrechen – das mögen die Muskeln gar nicht.

- Sich möglichst säurearm ernähren: Süßes, Weißmehlprodukte, Alkohol, Bohnenkaffee, Mineralwässer mit Kohlensäure meiden. Sinnvoll ist mehrmals im Jahr eine dreiwöchige Kur mit einem Basenpulver aus Apotheke oder Reformhaus.

- Gut für die Blase: Regelmäßig grüne weichschalige Kürbiskerne (aus der Apotheke oder dem Reformhaus) kauen, sie enthalten wertvolle pflanzliche Hormonstoffe. Studien aus der Schweiz und aus Japan haben ergeben, dass Kürbiskerne nachweislich die Inkontinenz bei Frauen zu verbessern vermögen. Nachgewiesen wurden zum einen die Erhöhung des Testosteronspiegels und damit eine Stärkung der Blasen- und Beckenbodenmuskulatur durch die Einnahme eines neu entwickelten Extrakts aus den Kernen des Ölkürbisses und zum anderen die Vergrößerung der Zeitspannen zwischen den einzelnen Toilettengängen bei den betroffenen Frauen.

• Phytoöstrogene nehmen, denn die Belastungsinkontinenz wird durch eine Störung im Hormonhaushalt der Frau verursacht: Das Verhältnis zwischen Östrogenen und Androgenen ist verändert, mit einer charakteristisch geschwächten Muskulatur von Verschlussapparat und Beckenboden.

So helfen Schul- und Naturmedizin

Wie es bei Tabuthemen so ist – ärztliche Hilfe bei Blasenschwäche wird von den Betroffenen nicht immer in Anspruch genommen. Eigentlich unverständlich, denn die Erfolge sprechen für sich: 80 bis 90 % der Patienten konnte durch eine Therapie geholfen werden. So zahlreich wie Ursachen und Formen der Harninkontinenz sind auch die Therapiemöglichkeiten – das Mittel der Wahl hängt oft von der Form der Blasenschwäche ab: So ist z. B. bei Dranginkontinenz häufig die konservative Therapie mit Medikamenten hilfreich, während es bei Belastungsinkontinenz konservative und alternative Therapien gibt.

Immer sinnvoll: Beckenbodentraining Sozusagen das A und O, denn eine schwache Beckenbodenmuskulatur führt häufig zu einer Blasenschwäche, weil dann auch der Blasenschließmuskel nicht richtig funktioniert. Beckenbodentraining ist besonders bei jüngeren Menschen mit einer leichten bis mittleren Drang- oder Belastungsinkontinenz ratsam, aber auch nach der Geburt eines Kindes, bei Übergewicht oder einer veranlagungsbedingten Bindegewebsschwäche. Das Ziel ist die Stärkung des gesamten Muskelapparats des Beckenbodens und damit auch des Blasenschließmuskels – kann auch im Alltag helfen: beim Laufen, bei sportlichen Betätigungen, beim Heben schwerer Gegenstände. Allerdings – die Übungen müssen regelmäßig durchgeführt werden. Der Erfolg entschädigt für die Mühen, denn kombiniert mit Medikamenten oder anderen Maßnahmen sind bis zu 90 % aller Fälle heilbar. Gerade für jene Frauen, denen es zu peinlich ist, sich in Broschüren und Kursen zu informieren, gibt es Hilfe: in Form von C.O.M.E., einem Trainingsgerät für den weiblichen Beckenboden, das das Training kinderleicht macht. C.O.M.E. ist besonders geeignet zur Vorbeugung und Behandlung von Belastungsinkontinenz. In einer Studie konnte nachgewiesen werden, dass das Training mit diesem Gerät zu einer stärkeren Muskulatur führte als das Training ohne Gerät – und das auch noch in kürzerer Zeit. C.O.M.E. ist ganz einfach – und doch so hilfreich: Es ist einfach ein spezieller Kegel aus besonders körperfreundlichem Material mit drei Wölbungen, der sich der Anatomie des weiblichen Beckenbodens anpasst und der einen elastischen Widerstand bildet – wichtig für schnellen und sicheren Muskelaufbau. Ganz besonders erfreulich: Maximal sechs Minuten Training täglich reichen!

Blasentraining Man kann natürlich noch mehr tun, um die Blase zu stärken: Blasentraining heißt das Motto, mit dem Ziel, die Blasenkontrolle zu verbessern und die Harnmenge, die die Blase ohne Drang halten kann, zu steigern. Das geht so: Regelmäßig alle drei Stunden den Unterbauch mit der Hand streicheln oder klopfen; das führt bei neurogenen Blasenfunktionsstörungen zu einem

Reflex, der die Entleerung der Blase auslöst. So kann unkontrollierter Harnabgang vermieden und der zeitliche Abstand zwischen den Toilettengängen verlängert werden.

Wichtig ist: Blasentraining unbedingt unter ärztlicher Anleitung machen, denn nur der Arzt kann abschätzen, ob die Blase zu stark bei der Übung beansprucht wird, und die Gefahr eines Harnwegsinfekts rechtzeitig erkennen. Er wird auch entscheiden, ob zusätzlich Medikamente eingesetzt werden sollten. Dazu kommt: Blasentraining eignet sich nicht für alle Formen von Harninkontinenz.

Toilettentraining Das gilt auch für das Toilettentraining; auch das muss vom Facharzt – am besten einem Urologen – empfohlen und überwacht werden. Es eignet sich besonders für Patienten mit Dranginkontinenz oder Reflexinkontinenz. Hier heißt es, einen genauen Trink- und Miktionsplan aufzustellen, sodass der Betroffene lernt, die Blase rechtzeitig zu entleeren, bevor der Harndrang zu stark wird.

Nachteil: Der Trink- und Entleerungsplan muss genau eingehalten werden, sonst kann sich die Inkontinenz sogar verstärken. Wer Toilettentraining macht, sollte unbedingt ein sogenanntes Molicare mobile, eine spezielle Inkontinenzeinlage, verwenden, falls man es doch nicht rechtzeitig zur Toilette schafft.

Elektrotherapie für den Beckenboden Die Elektrotherapie kann das normale Beckenbodentraining begleiten. Über Elektroden werden elektrische Impulse übertragen, sodass die Muskulatur angespannt wird und sich die Beckenmuskulatur zusammenzieht. Und wie es bei jedem Muskeltraining ist: Durch Anspannung und Entspannung werden Muskeln aufgebaut – so auch die Beckenboden- und die Blasenschließmuskeln.

Medikamente Natürlich kann Harninkontinenz auch medikamentös behandelt werden, die Auswahl an Präparaten ist groß. Bei Belastungsinkontinenz kommen z. B. Östrogenpräparate zum Einsatz, eigentlich nur ein Nebeneffekt, denn normalerweise werden sie bei Wechseljahresbeschwerden verschrieben: Sie führen zu einer Schwellung des Vaginalgewebes und wirken sich damit stärkend auf die Harnröhre aus. Ebenfalls bei weiblicher Belastungsinkontinenz (in mittelschwerer und schwerer Ausprägung) wird der verschreibungspflichtige Wirkstoff Duloxetin eingesetzt, der in die körpereigene Informationsübermittlung eingreift, indem er im Rückenmark die Signale verstärkt, die zum Schließen der Harnröhre ausgesendet werden.

Bei Dranginkontinenz – insbesondere bei älteren Menschen – hat sich der Wirkstoff Trospiumchlorid aus der Gruppe der Anticholinergika bewährt. Er vermindert einen erhöhten Spannungszustand der Blasenmuskulatur und erhöht damit das Fassungsvermögen der Blase. Die angenehme Folge: Die Blase muss nicht so oft entleert werden. Eher unangenehm sind die Nebenwirkungen: Mundtrockenheit, Verdauungsstörungen, Appetitlosigkeit, Übelkeit – allerdings, und das versöhnt doch wieder, kommen sie nur selten und wenn in leichter Ausprägung vor.

Ebenfalls erfreulich: Der Wirkstoff wird unverändert ausgeschieden und dringt nicht ins Gehirn ein – und das verhindert zentralnervöse Nebenwirkungen wie Verwirrtheit, Verhaltensstörungen, Angstzustände und Halluzinationen (wie es bei Therapien mit anderen Medikamenten vorkommt). Und zum Schluss noch eine gute Nachricht: Ein erhöhtes Risiko für Alzheimer konnte nicht nachgewiesen werden, im Gegenteil: Der Wirkstoff hat sich auch bei der Behandlung von Blasenfunktionsstörungen bei Parkinson- und Alzheimerpatienten bewährt.

Die letzte Möglichkeit – Operationen Das sollte nun wirklich der letzte Strohhalm sein, wenn nichts, aber auch nichts anderes Erfolg gebracht hat. Operationen sind bei Belastungsinkontinenz (besonders bei Frauen nach der Schwangerschaft) und bei Drang- und Reflexinkontinenz effektiver als bei den anderen Inkontinenzformen, aber dennoch: Die vollständige Heilung ist schwierig. Immerhin gehört die sogenannte Kolposuspension, bei der unter Vollnarkose bei einem Bauchschnitt die Blase mit der oberen Harnröhre angehoben wurde, der Vergangenheit an. Die Methode heute ist schonender und weniger risikoreich: das aus Schweden stammende Gynecare TVT-Verfahren (= »Tensionfree Vaginal Tape« – spannungsfreies Vaginalband). Hier setzt man unter örtlicher Betäubung lediglich zwei kleine Schnitte in die Bauchdecke, durch die mit Hilfe spezieller Nadeln ein Kunstnetzband unter die Mitte der Harnröhre gelegt und wie ein Klettverschluss ins Gewebe gedrückt wird. Damit fixiert und festigt man die Harnröhre. Die Zahlen sprechen für diese Methode: Weltweit sind bereits über 200.000 Frauen erfolgreich behandelt worden.

Inkontinenzeinlagen und -slips So unangenehm und deprimierend es auch ist: Um Einlagen oder Slips speziell für Inkontinenz kommt zumindest für einige Zeit fast kein Betroffener herum. Ganz falsch: aus Scham zusammengelegtes Toilettenpapier, ganz normale Damenbinden, Slipeinlagen oder Babywindeln zu verwenden. Diese Hygieneartikel können die meist großen Harnmengen nicht vollständig aufnehmen – die Folge sind starke Geruchsbelästigung und massive Hautreizungen. Es müssen spezielle Einlagen sein, z. B. Molimed, Attends oder Tena. Ihre Vorteile: Sie schonen die Haut und halten sie durch ein wirksames Trockenvlies trocken, schützen außerdem vor Rücknässung. Eine körpergerechte Passform garantiert perfekten Sitz, Gerüche werden zuverlässig eingeschlossen – gut für die Mitmenschen.

Gut zu wissen: Als sogenannte medizinische Hilfsmittel sind diese Einlagen verschreibungs- und erstattungsfähig.

Übrigens: Einlagen in unterschiedlicher körpergerechter Passform gibt es auch für Männer.

Inkontinenz – auch Männersache

Ein weit verbreiteter Irrglaube: Nur Frauen und alte Männer leiden an Inkontinenz. Und genauso falsch ist es, Inkontinenz mit Impotenz gleichzusetzen.

Risikofaktoren bei Männern jeden Alters sind Übergewicht, Rauchen und übermäßiger Alkoholkonsum. Was auch kaum jemand weiß: Bereits junge Männer um die 30 leiden mitunter an einer schwachen Form der Inkontinenz: dem berühmten »Nachtröpfeln«, meist als Folge einer Prostataentzündung. Ein Warnsignal, das auf eine andere Erkrankung hinweist. Oft verengt eine vergrößerte Prostata die Harnröhre – die Blase beginnt zu träufeln, oder der Harnfluss wird durch die eng werdende Leitung gebremst, sodass eine vollständige Entleerung der Blase schwer möglich wird – ständiger Harndrang ist die Folge. Dieses Problem verstärkt sich mit dem Alter: Jeder dritte Mann ab 55 hat Beschwerden beim Wasserlassen.

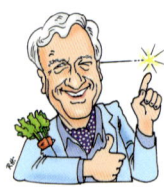

Wichtig zu wissen Bei Männern sind häufig verschiedene Prostataleiden Ursache einer Blasenschwäche. In der Prostata (auch Vorsteherdrüse genannt) laufen Samenleiter und Harnröhre zusammen.

Der Harndrang kann auch dadurch entstehen, dass die vergrößerte Prostata gegen die Harnblase drückt – diese kann sich so unbeabsichtigt zusammenziehen und eine Dranginkontinenz auslösen, die unbedingt ärztlich behandelt werden muss!
Auch nach einer Prostataoperation kann es zu leichter Blasenschwäche kommen.

Das kann Mann gegen Inkontinenz tun:

Vernünftige Lebensführung Man kann schon in jungen Jahren vorbeugen: Übergewicht vermeiden, Alkohol maßvoll genießen, viel Sport treiben. Ab 40 ist eine regelmäßige Prostatauntersuchung sinnvoll.

Rechtzeitig zum Arzt! Je früher Blasenschwäche behandelt wird, desto wirkungsvoller ist die Therapie.
Die ersten Symptome deuten sich meist folgendermaßen an: Der Harnstrahl wird schwächer, Harn tröpfelt ohne Harndrang, nachts sind mehrere Toilettengänge nötig.

Kur mit Brottrunk Es empfiehlt sich, mehrere Monate jeden Tag eine Flasche Brottrunk (aus dem Reformhaus) zu trinken, den der deutsche Bäckermeister Wilhelm Kanne vor 35 Jahren entwickelt hat. Wer den Brottrunk zu sauer findet – Abhilfe schafft das Verdünnen mit Wasser. Die Brotsäurebakterien wirken sich positiv auf die Prostata aus und bekämpfen schädliche Bakterien in der Blase.

»Molimed for men protect« Hinter diesem hochtrabenden Namen verbirgt sich eine spezielle Einlage, die auf die männliche Anatomie zugeschnitten ist. Sie haben ein Kissen mit geruchsbindender Ultrasaugschicht.

Wenn die Toilette ständig ruft – Blasenentzündung und Reizblase

Auch bei einer Blasenentzündung kann die nächste Toilette gar nicht nahe genug sein, denn wer an ihr leidet, der muss wieder und wieder rennen. Schön für ihn, wenn er genug Ausreden für die ständige Rennerei hat – denn zugeben mag das niemand gerne.

Blasenentzündung

Gift für eine gesunde Blase sind kalte Füße. Warum? Weil dann meist der ganze Körper auskühlt – beste Voraussetzung für eine Schwächung der Abwehrmechanismen von Harnröhre und Blase. Und schon ist den Kolibakterien, die die Blasenentzündung hervorrufen, Tür und Tor geöffnet. An sich leben Kolibakterien im Darm und im Bereich des Harnröhrenausgangs, ohne dort Schaden anzurichten. Das tun sie erst, wenn sie in die Blase gelangen und sich stark vermehren. Deswegen kann auch unterdrückter Harndrang zu einer Blasenentzündung führen, da der verhaltene Harn eine Brutstätte für Bakterien ist.

Gerade Frauen leiden häufig an einer Blasenentzündung – man weiß inzwischen auch, warum. Bei kalter, unfreundlicher Witterung sinkt der natürliche Östrogenspiegel – Östrogene schützen unter anderem die Blase –, die Folge ist eine Schwächung der Abwehrkraft in diesem Bereich. Dann reicht eine Erkältung, eine Infektion der Harnwege oder selbst ein eitriger Zahn aus, um das Fass zum Überlaufen zu bringen – und die Blasenentzündung ist da. Aber auch Männer erkranken an Blasenkatarrh, meist durch zurückgehaltenen Harn aufgrund einer Prostatavergrößerung. Die ersten Anzeichen für eine Blasenentzündung sind: Schmerzen in der Blasengegend, besonders beim Wasserlassen, verstärkter Harndrang – und dann heißt es ab zum Arzt, denn damit ist nicht zu spaßen. Behandelt wird die Blasenentzündung je nach Schwere der Erkrankung mit Antibiotika oder Sulfonamiden bzw. bei leichterer Form auch mit pflanzlichen Mitteln.

Etwas Warmes braucht der Mensch Das A und O bei Blasenentzündungen: Wärme, Wärme und nochmals Wärme. Sie fördert die Durchblutung der Blasenschleimhaut und unterstützt so deren Abwehrkräfte gegen Krankheitskeime.

- Wer sich's erlauben kann: Einige Tage Bettruhe mit einer Wärmflasche auf dem Unterleib ist die beste Medizin. Bitte unbedingt flach auf dem Rücken liegen – das ist gut für die Entspannung der Blase. Zusätzliche Massagen von Blasen-, Kreuz- und Lendengegend sind das Tüpfelchen auf dem i.
- Drei Kilogramm Pellkartoffeln kochen, diese noch heiß zerdrücken und – nein, nicht essen! – den Brei in ein Leinentuch eingeschlagen auf die Blasengegend legen. Die Kartoffeln strahlen eine gleichmäßige, intensive und lang anhaltende Wärme aus.
- Die gleiche Wirkung hat ein Heublumensack (aus der Apotheke), der im Backofen oder über Wasserdampf erhitzt und auf die Blasengegend gelegt wird.
- Ein ansteigendes Sitzbad nehmen, das heißt, man beginnt das Bad bei einer Wassertemperatur von 35 °C und lässt innerhalb von 20 Minuten heißes Wasser dazu, bis 42 °C erreicht sind. Dann noch zehn Minuten weiterbaden, gründlich abtrocknen und ab ins Bett.
- Gegen die Schmerzen: Einläufe mit warmem Kamillentee.

Heilsam essen und trinken Auch bei Blasenentzündung gibt's »gute« und »böse« Nahrungsmittel. Zu den »guten« gehören leicht verdauliche, gewürzarme, salzlose Kost, frisches Obst, rohes Gemüse, Kürbisspeisen, Milch und Milchprodukte. Außerdem täglich 1/2 Liter Rote-Bete-Saft, 1/4 Liter Buttermilch, Apfel-, Sanddorn- und Traubensaft trinken; auch Sauerkraut-, Schwarzrettich-, Zwiebel- und Löwenzahnsaft (aus dem Reformhaus) können helfen. »Böse« Nahrungsmittel sind: Fleisch, Bohnenkaffee, Alkohol.

Man kann noch mehr tun, z. B. einen Spezialkräutertee zubereiten: Bärentraubenblätter, Schachtelhalm, Pfefferminze, Thymian und Zinnkraut zu gleichen Teilen mischen und einen Esslöffel davon mit einer Tasse kochendem Wasser überbrühen, zehn Minuten ziehen lassen, abseihen, warm und ungesüßt drei bis fünf Tassen täglich trinken. Oder die Immunkraft der Blase stärken, mit Echinacea-Präparaten aus der Apotheke, mit reichlich natürlichem Vitamin C (in Kiwis, Orangen, Paprikaschoten bzw. Brokkoli) oder mit Vitamin-C-Präparaten aus Apotheke oder Drogerie.

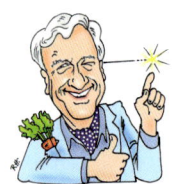

Wichtig zu wissen Alle Jahre wieder, vor allem im Herbst und im Frühjahr, wenn es draußen nass und kalt ist, leiden viele Menschen an Blasenkatarrh, auch Blasenentzündung genannt. Frauen sind weitaus häufiger betroffen als Männer. Wer nichts dagegen unternimmt, läuft Gefahr, dass das Leiden chronisch wird – mit teilweise schwerwiegenden Folgen. Also: Der Gang zum Arzt ist Pflicht! Nach erfolgter Diagnose kann man auch selbst viel tun.

Und noch etwas: *Preiselbeeren,* vor allem die amerikanische Preiselbeere, die Cranberry, hat sich im Kampf gegen Blasenentzündungen bewährt. So unglaublich es klingt: Allein durch das Essen bzw. Trinken von Preiselbeerprodukten kann man einen Harnwegsinfekt erfolgreich bekämpfen. Die Dosierung: 1/4 Liter Kompott bzw. 1/2 bis 3/4 Liter Preiselbeersaft. Wem das zu beerig ist, kann auch auf Preiselbeerpräparate aus der Apotheke zurückgreifen – Lutschtabletten aus hoch dosiertem Preiselbeerextrakt (zwei Stück pro Tag) oder flüssiges Preiselbeerkonzentrat (ein Fläschchen mit 30 Milliliter in 3/4 Liter Wasser einnehmen).

Vorbeugend kann man zu Beginn der kalten Jahreszeit oder in den kalten Frühjahrswochen Preiselbeeren als Kompott, Marmelade, Saft oder Tabletten zu sich nehmen (dazu drei Wochen täglich ein Glas Preiselbeersaft trinken oder ein bis zwei Tabletten pro Tag einnehmen). Und noch was zum Vorbeugen: Jeden Tag zwei Esslöffel grüne weichschalige **Kürbiskerne** – die Kerne des Ölkürbisses Cucurbita pepo – kauen, die darin enthaltenen pflanzlichen Hormonstoffe, die Delta-7-Sterole und der natürliche Wirkstoff Sitosterin stärken die Blase bei Mann und Frau.

Ganz wichtig: Rückfälle vermeiden – denn die Gefahr dafür ist groß! Deshalb gilt: Nach der Genesung warme Kleidung tragen (vor allem ausreichend warme Unterwäsche!) und zur Abhärtung jeden Morgen in der Wanne eine Minute in kaltem Wasser treten. Und: niemals den Harn zurückhalten!

Reizblase

Auch nicht angenehmer als eine Blasenentzündung – die Reizblase. Die Symptome sind ähnlich: ständiger massiver Harndrang, sehr oft als Folge einer Erkältung. Auch damit sollte der nächste Weg zum Arzt führen, denn es könnte ein Blasenstein oder sogar Blasenkrebs dahinter stecken! Bei einer leichten Form kann man mit leichten Therapien anfangen, Beckenbodengymnastik, Atemtherapie, ein hoch dosierter Extrakt aus Goldrutenkraut (aus der Apotheke), entweder als Brausetabletten oder in Kapselform). Empfehlenswerter ist die Einnahme der Brausetabletten (vier Wochen lang dreimal täglich eine Tablette in einem Glas Wasser aufgelöst trinken), da man hier sozusagen zwei Fliegen mit einer Klappe schlägt: zum einen die wirksame Behandlung sowie zum anderen die vermehrte Flüssigkeitszufuhr – und die ist zur Behandlung der Reizblase notwendig, damit die Harnwege durchgespült werden. Die Brausetherapie ist auch zum Austreiben von Harnsteinen, Nierensteinteilchen sowie Nierengrieß geeignet, denn operiert wird hier heute kaum noch – hat sich nicht bewährt.

Das können Sie selbst tun:

- Viel Kräutertee (bewährt hat sich Heidekrauttee, auch als Erikatee bekannt) trinken, keinen Alkohol, keinen Kaffee oder Schwarztee. Ganz falsch ist es, aus Angst, die Beschwerden zu verstärken, nichts zu trinken.
- Übergewicht abbauen.
- Auf regelmäßigen Stuhlgang achten.
- Ein sogenanntes Miktionsprotokoll führen (siehe Seite 113f.).
- Entspannung ist wichtig – Menschen mit Reizblase sind oft verkrampft.
- Die Blase warm halten.
- Niemals den Harnstrahl unterbrechen.
- Davon war an anderer Stelle schon einmal die Rede: Nicht gleich nachgeben, wenn die Blase sich meldet, und zur nächsten Toilette rasen. Erst wenn der größte Drang vorbei ist, in aller Ruhe zur Toilette gehen.

- Ansonsten gilt, was auch schon zur Blasenentzündung gesagt wurde: Empfehlenswert sowohl zur Behandlung als auch zur Vorbeugung ist der Verzehr von Kürbiskernen, genauer: die Kerne des Ölkürbisses Cucurbita pepo (entweder die Kerne selbst, ansonsten Kürbiskernpräparate in der Apotheke oder Kürbiskerngranulat), sowie von Preiselbeeren. Preiselbeeren, vor allem die Cranberry, haben natürliche antibiotische Kräfte, sie enthalten sogenannte Pro-Anthocyane, hellrote Farbmoleküle, die Kolibakterien in Blase und Nieren bekämpfen.

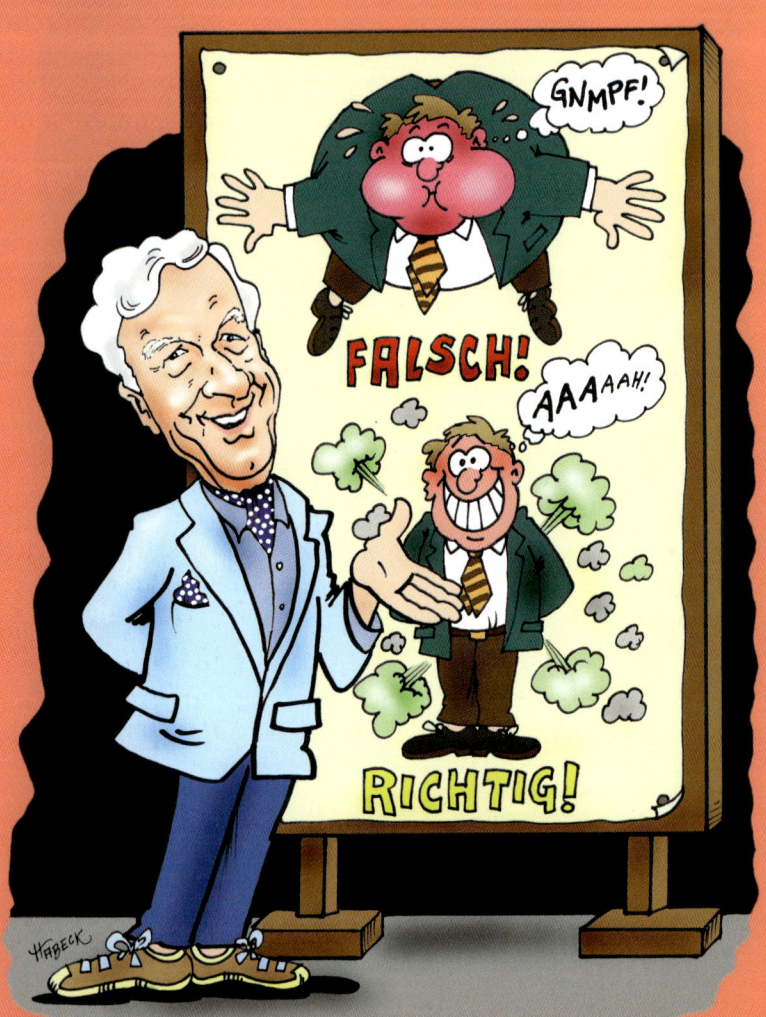

Zu selten oder zu oft: Wenn die Verdauung aus dem Ruder gerät

Mit sorgenvollem Gesicht kommt Herr Mayer zu seinem Arzt: »Sie wissen doch: Ich leide seit Tagen an schrecklichem Durchfall. Alles, was Sie mir empfohlen haben, war wirkungslos. Was kann ich noch tun?« Der Arzt nickt ernst: »Das passiert immer wieder. Zwischen dem Gehirn und dem Darm gibt es eine enge Verbindung, einen Informationsaustausch. Ihr Durchfall kann auch seelische Ursachen haben! Das geht mir auch immer wieder so!« Herr Mayer fragt: »Was machen denn Sie dagegen?« Der Arzt antwortet spontan: »Also ich lege mich zu meiner Frau ins Bett, nehme sie in meine Arme, drücke sie fest an mich. Und der Durchfall ist weg!« Darauf Herr Mayer: »Großartig. Wann hätte denn Ihre Frau Zeit …?«

Der Bauer Sebastian bittet stöhnend seine Frau: »Ich habe solche Blähungen. Füll mir doch bitte eine Gummiwärmflasche mit warmem Wasser, zum Auflegen auf den Bauch!« Darauf die Bäuerin: »Eine Gummiwärmflasche? Das ist doch Blödsinn. Ich mach dir einen Kümmeltee!« Der Bauer schüttelt widerwillig den Kopf: »Den mag ich nicht. Dann bitte lieber einen Fencheltee!« Die Bäuerin: »Den gibt man Kindern. Ich mach' dir einen Anistee!« Daraufhin wird der Bauer unwillig: »Sag einmal, hab' ich Blähungen? Oder hast du Blähungen?«

Warum ich Ihnen die beiden Pointen präsentiert habe? Ganz einfach: Ich wollte unbedingt, dass Sie die Tabu-Themen rund um die Verdauung, also etwa Verstopfung, Durchfall und Hämorrhoiden nicht überblättern, sondern dass Sie gut gelaunt dran bleiben …

Verstopfung – kein Thema für ein Partygespräch

Ein absoluter Topfavorit auf Platz eins bei den Tabuthemen: Verstopfung (eigentlich alles, was mit der Verdauung zu tun hat). Unvorstellbar, dass man sich auf einer Party mit jemandem über dessen Verdauungsprobleme unterhält, wie man es über andere gesundheitliche Probleme tun würde. Beispielsweise so: »Sagen Sie, wie geht es eigentlich Ihrer hartnäckigen Verstopfung? Alles wieder o.k.?« Nein, das geht gar nicht! Übrigens: Das war nicht immer so: Im Mittelalter hat man ganz offen über den Stuhlgang geredet. Aus heutiger Sicht ganz und gar unvorstellbar: Man hat sich auch bei großen Gelagen ganz ungeniert von der Tafel erhoben, vor allen anderen auf einen Topf gesetzt und sein »Geschäft« verrichtet.

Den Darm auf Trab bringen

Gute Aussichten: Gerade gegen Verstopfung gibt es viele Erfolg versprechende Hausmittel, Naturheilmittel und Ernährungstricks – erst wenn die wirkungslos geblieben sind, sollte man die Ursache der Probleme vom Arzt abklären lassen.

- Vor dem Zubettgehen 1/4 Liter Leitungswasser in ein Glas gießen und es zugedeckt bei Zimmertemperatur stehen lassen; am nächsten Morgen unmittelbar nach dem Aufstehen auf nüchternen Magen trinken.
- Einige Tage lang jeden Tag jeweils 1/2 Liter Salbeitee trinken. Dafür einen gehäuften Esslöffel getrocknete Salbeiblätter (aus Apotheke,

Reformhaus oder Drogerie) in 1/2 Liter kaltes Wasser einrühren und in einem Topf aufkochen, dann genau drei Minuten sieden lassen. Vorsicht, nicht vom Herd weggehen, denn es schäumt und kocht leicht über. Den Salbeitee aus einer Thermoskanne in drei Portionen über den Tag verteilt trinken.

- Matetee (aus den Blättern des südamerikanischen Matebaumes): Zwei Teelöffel Mateblätter (aus der Apotheke) werden mit einer Tasse kochendem Wasser aufgegossen. Nicht mehr als drei Minuten ziehen lassen und drei Tassen am Tag trinken.
- Ein Esslöffel Leinsamen (aus Drogerie oder Reformhaus) in 1/4 Liter lauwarmes Wasser einweichen, über Nacht stehen lassen. Am nächsten Morgen den aufgequollenen Leinsamen essen und das Leinsamenwasser trinken.
- Abends fünf Dörrpflaumen oder fünf getrocknete Feigen in einer Tasse mit lauwarmem Wasser einweichen, die Tasse zudecken und bei Zimmertemperatur über Nacht stehen lassen. Am nächsten Morgen die aufgeweichten Feigen oder Pflaumen gründlich kauen und das fruchtige Wasser nachtrinken.
- Mehrmals am Tag eine mit heißem Wasser gefüllte Wärmflasche auf den Bauch legen.
- Morgens auf nüchternen Magen einen Becher probiotischen Joghurt mit einem Esslöffel Weizenkleie verrührt essen.
- Ein bis zwei Esslöffel Rizinusöl täglich schlucken (auch wenn's nicht gut schmeckt!).
- Nicht jedermanns Sache: Ein Einlauf mit 1/2 Liter lauwarmem Wasser oder Kamillentee.
- Mehrmals am Tag ein Glas Sauerkrautsaft trinken oder dreimal täglich einen Esslöffel rohes Sauerkraut kauen.
- Morgens auf nüchternen Magen einen Esslöffel kaltgepresstes Olivenöl essen.

Bewegung ist Leben, Leben ist Bewegung Absolutes Muss für Gesundheit, Fitness und Vitalität des Menschen! Und Bewegung kann auch einen müden Darm wieder munter machen. Die Möglichkeiten sind zahlreich, da ist für jeden was dabei – also, Ausreden gelten nicht: Radfahren (an der frischen Luft, sonst geht es auch auf dem Trimmrad), Schwimmen, Wanderungen, Springseilhüpfen, sanfte Bauchmassagen mit beiden Händen (dazu mehrmals täglich in Rückenlage auf den Bauch legen). Auch folgende Gymnastikübungen haben sich bewährt: Legen Sie sich auf den Rücken (im Bett oder auf dem Boden), stützen Sie die Hände in die Hüften, strecken Sie die Beine hoch und fahren Sie zehn Minuten lang Rad in der Luft. Oder: Sie gehen in die Hocke und gehen auf den Zehenspitzen im Entengang vorwärts. Um wem das immer noch zu anstrengend ist, die Softieversion: laufen, auf einem Bein hüpfen, stehend auf den Zehen auf- und abwippen.

Du bist, was du isst Allererstes Gebot bei Verstopfung ist natürlich eine gesunde Ernährung – vor allem, wenn es um die Vorbeugung geht.
Die wichtigsten Maßnahmen:
- Viel trinken, und zwar Wasser oder ungesüßte Kräutertees. Minimum sind 1 1/2 bis zwei Liter Wasser pro Tag. Ganz wichtig auch für ältere Menschen; sie haben oft kein Durstgefühl mehr und vergessen das Trinken – mit der großen Gefahr, dass der Darm austrocknet.
- Faustregel: mehr Obst und Gemüse – möglichst roh verzehrt oder schonend zubereitet –, weniger Fleisch, wenig tierische Fette, dafür mehr Fisch, pflanzliche Öle, Vollkornprodukte. Wenig Süßigkeiten und Zucker. Sparsam mit Hefebackwaren umgehen. Wenig Kaffee und Alkohol.

- Noch eine goldene Regel: Gut gekaut ist halb verdaut. Wer langsam isst, wer jeden Bissen 30- bis 50-mal kaut, nimmt dem Darm ein schönes Stück Arbeit ab und fördert so seine Verdauung.
- Noch ein paar Tricks: süßer Paprika, weißer und schwarzer Pfeffer, Curry, Senf, Meerrettich, fettfreie Gemüsebouillon und Bittergetränke wie Salbeitee, Artischockensaft oder folgender Aperitif: ein Glas Tomatensaft oder Mischgemüsesaft, verrührt mit dem Saft von einer halben Zitrone und zwei Teelöffeln Selleriesaft.
- Ganz wichtig: Nie das Frühstück auslassen – im Grunde genommen die wichtigste Mahlzeit des Tages. Also: rechtzeitig aufstehen! Auch Müsli hilft gegen Verstopfung, am besten mit Vollkornflocken oder geschrotetem Korn, mit frischen Früchten der Saison. Es ist dabei egal, ob das Müsli mit Milch, Joghurt oder Obstsäften angerichtet wird.
- Vollkorn ist ein gutes Stichwort: Oft hilft eine Umstellung auf Vollkornprodukte, um die Verdauung anzuregen. Aber Vorsicht: Wer jahrzehntelang hauptsächlich oder ausschließlich Weißmehlprodukte verzehrt hat, muss beim Umstieg auf Vollkorn aufpassen – falls überhaupt noch möglich. Denn: Magen- und Darmwände sind in diesem Fall auf diese anstrengende Arbeit nicht mehr eingestellt, und es kann, zumindest anfangs, zu schweren Verdauungsstörungen oder Beschwerden kommen. Ein guter Einstieg ist z. B. Hirse, weil sie leicht verdaulich ist.

Ran ans Verdauungstraining Ganz wichtig ist: Der Weg zu einem gesunden Darm, einer guten Verdauung kann lang und mühsam sein, man braucht Geduld. Nicht gleich entmutigt die Flinte ins Korn werfen und zu einem Abführmittel greifen, wenn's nicht auf Anhieb klappt. Am besten ist, man geht nach einem mehrstufigen Verdauungsprogramm vor: Man startet mit dem Einsatz von bewährten Hausmitteln. Wenn nichts nützt, versucht man es mit Bewegungsprogrammen, im weiteren Verlauf dann mit einer Ernährungsumstellung. Und erst, wenn das alles nichts bringt, kann man zu modernen Verdauungshilfen greifen, Laxanzien genannt.

Schonende Abführmittel

Diese Laxanzien kann man in drei große Gruppen einteilen: Füll- und Quellmittel, osmotisch wirkende Mittel und hydragoge Laxanzien.

Füll- und Quellmittel Dazu gehören Weizenkleie, Leinsamen und Zellulosederivate. Ihr großer Vorteil ist die absolut lokale Wirksamkeit im Darm. Das bedeutet: Die Mittel werden nicht aufgenommen, sodass man Nebenwirkungen vermeidet. Wo Licht, da auch Schatten – einen Nachteil gibt es auch: Es kann einige Tage dauern, bis die Wirkung eintritt. Wichtig: Man muss reichlich trinken, damit die Naturstoffe im Darm aufquellen können – sonst geht der Schuss nach hinten los. Auch hier wieder die Mahnung an alte Menschen: Trinken nicht vergessen! Aber: Patienten mit Herzproblemen dürfen nicht allzu viel Flüssigkeit aufnehmen.

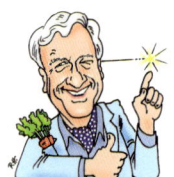 **Wichtig zu wissen** Die Verstopfung ist das verbreitetste Verdauungsproblem in den westlichen Industrieländern. Rund 8 % der erwachsenen Deutschen über 14 klagen über ständige Darmträgheit; 69 % der Betroffenen sind Frauen, 31 % Männer. 65 % der Betroffenen können ihr Problem nur mit der Einnahme von Abführmitteln lösen. 70 % davon sind Frauen, 30 % Männer.

So wirken Füll- und Quellmittel: Durch das Aufquellen im Darm wird der Darm gedehnt, die Muskelfasern ziehen sich zusammen. Die Folge: Die Darmtätigkeit wird angeregt. Aber: Dies klappt nicht bei jemandem, der Störungen in den Nerven der Dickdarmwände oder eine Erkrankung in den innersekretorischen Drüsen hat, weil in diesen Fällen die zentrale Steuerung der Darmbewegung nicht funktioniert.

Osmotisch wirkende Mittel Hier kommt Chemie ins Spiel: Zu den osmotisch wirkenden Mitteln gehören Natriumsulfat in Form von Glaubersalz und Magnesiumsulfat in Form von Bittersalz, aber auch Präparate, die Zucker und Fruchtsäuren enthalten. Ihre Wirkung beruht auf einem altbekannten Mechanismus: einer osmotisch bedingten Flüssigkeitsverschiebung vom Blut des Darms ins Darmgewebe. Aus dem Kreislauf wird Flüssigkeit abgezogen und dem Darm zugeführt, sodass der Darminhalt verflüssigt werden kann, wodurch wiederum das Speisebreivolumen vergrößert wird. Das regt in vielen Fällen die Darmtätigkeit an – ähnlich wie bei den Quellmitteln.

Auch hier gilt: bitte ausreichend trinken! Wichtig: Man sollte keine Daueranwendung daraus machen, da die Salze der Präparate zum Teil vom Organismus aufgenommen werden – das kann für Patienten mit Bluthochdruck, Herzmuskelschwäche und Nierenerkrankungen gefährlich sein. Eine weitere Eigenheit der Glauber- und Bittersalze (übrigens auch des Rizinusöls) kann fatale Folgen für Frauen (und dann auch für die Partner) haben: Die Wirkung der Antibabypille ist herabgesetzt. Denn diese Mittel wirken entweder ausschließlich oder auch im Dünndarmbereich, in dem nicht nur lebenswichtige Vitamine und Mineralstoffe, sondern auch Inhaltsstoffe von Medikamenten in den Organismus übergehen. Wird die

Passage nun beschleunigt, kann die Aufnahme dieser Substanzen verhindert werden.

Die Aufnahme von Zucker und Fruchtsäuren ist ungefährlich, kann aber zu unangenehmen Nebenwirkungen (bisweilen unangenehme und schmerzhafte Blähungen!) führen.

Hydragoge Laxanzien Sie können in zwei Gruppen unterteilt werden: schleimhautreizende Mittel (sogenannte Anthrachinonderivate) und Mittel ohne Schleimhautreizung – die modernen Wirkstoffe Bisacodyl und Natriumpicosulfat.

Zu den Anthrachinonderivaten gehören viele rein pflanzliche, natürliche Präparate, die als Tees, Dragees, Fruchtwürfel, Zäpfchen und in anderen Formen verabreicht werden. Sie werden aus Sennesblättern, Faulbaumrinde, aus der Blattoberfläche der Aloe vera und aus vielen anderen Pflanzenbestandteilen gewonnen.

Ihre Wirkungsweise: Sie hemmen die Eindickung des Darminhalts und fördern die Vorwärtsbewegung der Darmwellen. Problematisch: Diese Präparate werden durch Darmbakterien im Dickdarm in eine aktive Form verwandelt, sind dann chemisch hoch aktiv und gehen mit den biologischen Zellmembranen des Darms feste Bindungen ein. Das bringt zwar auf der einen Seite die abführende Wirkung, andererseits aber entstehen Funktionsstörungen in der Schleimhaut im Dickdarm und der Darm wird stark gereizt. Die Folgen können krampfartige Bauchschmerzen und sogar entzündliche Veränderungen der Darmschleimhaut sein. Auch kann es zu einem vermehrten Wasser- und Elektrolytverlust, hierbei besonders zu einem Kaliumverlust kommen. Eine Entwarnung kann aber auch gegeben werden: Behauptungen, dass diese Abführmittel mit der Zeit krebserregend sind, konnten in jüngsten wissenschaftlichen Studien nicht bestätigt werden.

Zu den modernsten Abführmitteln gehören die Wirkstoffe Bisacodyl und Natriumpicosulfat. Bisacodyl wird von natürlichen Enzymen im Dickdarm gespalten, bei Natriumpicosulfat entsteht die
Wirkung durch bakterielle Spaltung im Dickdarm – beide Mittel wirken also im Dickdarm. Die glatte Darmmuskulatur wird zum Zusammenziehen angeregt, die Durchlässigkeit der Darmzellen erhöht.
Das bedeutet: Der Wassertransport von Blut- und Gewebeseite zum
Darm hin wird erleichtert, ohne dass dabei Zellverbindungen in
ihrer Struktur geschädigt werden oder dem Kreislauf lebenswichtige Flüssigkeit geraubt wird. Die Folge: Steigerung der gesamten
Darmsekretion, dadurch Zunahme des Darminhaltsvolumens und
Anregung der Darmbewegungen. Großer Vorteil: Die Darmschleimhaut wird weder gereizt noch sonst wie verändert.
Aber auch hier gilt: reichlich trinken! Die Vorteile der Wirkstoffe
Bisacodyl und Natriumpicosulfat auf einen Blick: Die Darmmuskulatur wird natürlich und direkt angeregt. Sie machen den Darm nicht
träge, sondern regen im Gegenteil die notwendigen Eigenbewe-
gungen an.
Sie kommen erst dort zur Wirkung, wo sie gebraucht werden:
im Dickdarm. Das ist möglich, weil die Dragees mit einer Spezi-
alschicht überzogen sind, die den Wirkstoff sicher durch Magen,
Zwölffinger- und Dünndarm in den Dickdarm transportiert – mit
der Grund, warum man diese Abführmittel oft als intelligente Verdauungshilfen bezeichnet.

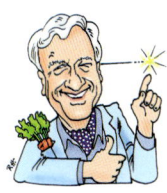 **Gut zu wissen** Die strenge amerikanische Arznei-
mittelbehörde FDA (Food and Drug Administra-
tion) hat die Dulcolax-Wirkstoffe Bisacodyl und
Natriumpicosulfat als vorrangig nutzbar und
unbedenklich eingestuft.

Es gibt keinen Flüssigkeitsverlust im Kreislauf, also auch keine Eindickung des Bluts; keine Belastung von Herz, Kreislauf, Leber und Magen und damit also praktisch keinen Elektrolytverlust.

Da kein künstlicher Durchfall erzeugt wird, gehen auch keine Nährstoffe, Vitamine, Mineralien und Spurenelemente aus dem Speisebrei verloren.

Zäpfchen, Dragees oder Tropfen Bisacodyl und Natriumpicosulfat gibt es in verschiedenen Darreichungsformen: Bisacodyl in Form von Zäpfchen und Dragees, Natriumpicosulfat als Tropfen. Besonders rasch erfolgt die Wirkung bei den Zäpfchen: Sie regen die Darmmuskulatur innerhalb von 10 bis 20 Minuten an. Sie sind daher besonders geeignet für Bettlägerige, Schwangere und Kranke, die ihre Arznei nicht schlucken können oder wollen. Die Dragees brauchen etwas länger, fünf bis zehn Stunden. Man nimmt sie am besten abends ein, dann hat man am nächsten Morgen »Erfolg«. Angenehm: Sie sind sehr klein und leicht zu schlucken. Die Tropfen brauchen noch länger, zehn bis zwölf Stunden. Ihr Vorteil: die exakte, individuelle und kleinstmögliche Dosierung. Auch die Tropfen nimmt man am besten abends ein, die Wirkung sollte sich dann am nächsten Morgen einstellen. Sehr sensible Menschen haben bereits bei wenigen Tropfen einen zufrieden stellenden Erfolg. Menschen mit Schluckproblemen greifen ebenfalls gerne darauf zurück.

Konsultieren Sie Ihren Arzt! Aber auch hier gilt wie bei den meisten Medikamenten: niemals eigenmächtig handeln, immer erst mit dem Arzt sprechen. Und: Abführmittel gegen Verstopfung sind nicht für den Dauergebrauch, sondern immer nur als zeitbegrenzte Therapie gedacht.

Bitte eine Toilette – aber ganz schnell?!

Auch Durchfall eignet sich nicht gerade als Gesprächsthema Nummer eins und als Partysmalltalk. Allenfalls Reisedurchfall ist die große Ausnahme, der ist irgendwie so etwas wie ein Statussymbol, so absurd das auch klingt. Denn: Man hat sich eine Reise in ein exotisches Land geleistet …

Als Durchfall gilt, wenn man mindestens dreimal am Tag dünnflüssigen Stuhl ausscheidet. Meist dauert eine akute Durchfallerkrankung nur ein paar Tage; hält sie länger als eine Woche an, spricht man von einer chronischen Diarrhö. Einer vermeintlichen chronischen Diarrhö kann aber auch etwas ganz anderes zugrunde liegen, nämlich der exzessive Einsatz von zuckerfreiem Kaugummi, Magnesiumpräparaten oder Blutreinigungstees. Auf jeden Fall sollte Durchfall, der länger als drei Tage dauert, unbedingt vom Facharzt abgeklärt werden.

Wenn Durchfall gefährlich wird Begleiterscheinungen von Durchfall können sein: Bauchschmerzen, Blähungen, Übelkeit, Erbrechen, Kopfschmerzen, Fieber und Hautausschläge. Gefährlich ist der massive Flüssigkeitsverlust, durch den es zu starker Gewichtsabnahme, Kreislaufproblemen und einer massiven Austrocknung kommen kann.

Durchfall kann viele Ursachen haben verdorbene Lebensmittel, ungewohnte Ernährung, Allergien, grippale Infekte, Bakterien und Viren, seelische Belastungen wie Stress, Angst, schwerwiegende

Erkrankungen wie eine Darmentzündung oder eine Darminfektion. Fast immer tritt der Durchfall ganz plötzlich auf.

Alarm im Darm

Eines steht fest: Der Durchfall ist immer ein Alarmzeichen dafür, dass der Darm seine natürliche Aufgabe nicht mehr vollständig erfüllen kann. Die Aufnahme von Wasser sowie von Nähr- und Mineralstoffen ist massiv gestört, der Abwehrmechanismus des Körpers ist geschwächt. Denn: Zur Verdauung sind verschiedene Sekrete notwendig, die so aggressiv sind, dass sie auch die eigenen Körperzellen angreifen würden, wenn Magen und Darm nicht mit einer schützenden Schleimschicht ausgestattet wären. Diese schützt zugleich auch die Zellen der Darmwand vor Krankheitskeimen.

Wenn Durchfall auftritt, ist das ein Beweis dafür, dass dieser Schutzmechanismus nicht mehr richtig funktioniert: Viren, Bakterien und deren Gifte können die Zellen der Darmwand angreifen.

Im Grunde ist Durchfall ein Abwehrmechanismus des Körpers, die belastenden Stoffe sollen rasch ausgeschwemmt werden. Daher ist es nicht sinnvoll, diese Reinigung des Darms durch Medikamente total zu blockieren, doch schafft es der Durchfall allein nicht, sich aller Krankheitserreger und Gifte zu entledigen. Viele durchdringen die geschwächte, angegriffene Darmschleimhaut und lagern sich direkt an die Zellen der Darmwand an. Die Folge

Seelisch bedingter Durchfall »funktioniert« anders. Da Hirn und Darm direkt miteinander vernetzt sind, wirken sich psychische Belastungen direkt auf den sensiblen Darm aus. Sobald die seelische Belastung vorbei ist, rebelliert auch der Darm nicht mehr.

davon: Der Darm nimmt kaum mehr etwas auf, gibt aber in gesteigertem Maße Wasser und Nährstoffe ab, es kommt zu verstärkten Darmbewegungen.

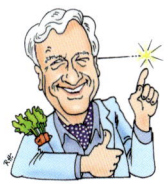 **Übrigens** Gegen organisch bedingten Durchfall gibt es viele Mittel, gerade auch auf natürlicher Basis. Klar, dass man immer damit anfangen sollte – so wie es auch Ärzte und Wissenschaftler der Weltgesundheitsorganisation (WHO) empfehlen.

Antidurchfallmittel:

• Wundermittel Wärme. Eine Wärmflasche kann ganz schnell Linderung verschaffen.

• Auch die Küche hält viele »Mittelchen« gegen Durchfall bereit: Reisschleim in kleiner Portion (allerdings nicht mit Milch, sondern mit Wasser zubereitet und mit einer Prise Salz gewürzt); ein geriebener Apfel oder eine pürierte Banane; Zwieback, Toast oder Knäckebrot; über den Tag verteilt 50 bis 100 Gramm getrocknete Heidelbeeren (aus der Apotheke) bzw. über einige Tage hinweg täglich eine Flasche Heidelbeer-Muttersaft (aus dem Reformhaus), Fenchel-, Kamillen- oder verdünnter Schwarztee (jeweils mit etwas Traubenzucker und einer Prise Salz); Möhrensuppe (500 Gramm Möhren werden in einem Liter Wasser gar gekocht, durch ein Sieb passiert und mit Traubenzucker und Salz gewürzt. Die ganze Portion über den Tag verteilt essen).

• Ganz wichtig ist, dass man den Flüssigkeitsverlust ausgleicht. Viele wagen es nicht, bei Durchfall zu trinken. Total falsch! Man muss sogar sehr viel trinken; am besten stille Mineralwässer, Schwarztee, Früchtetees, Melissentee oder Hagebuttentee.

- Einen Teelöffel Heilerde (die für die innerliche Anwendung) in ein Glas geben, mit 1/4 Liter stillem Mineralwasser oder Leitungswasser aufgießen und zügig trinken. Eine andere Möglichkeit den Durchfall zu stoppen ist: Smektit (eine spezielle Tonerde aus der Apotheke) in Pulverform besorgen und es in Wasser oder Tee aufgelöst trinken. Smektit ist auch für Kinder geeignet. Beides, Heilerde und Tonerde, bilden im Magen und Darm nicht nur eine schützende Schicht gegen schädliche Stoffe, sondern binden auch Viren, Bakterien und Gifte und transportieren sie über den Darm ab.

- Bewährtes Hausmittel bei Durchfall ist natürliche Hefe, das heißt der Hefepilz Saccharomyces cerevisiae. Den gibt es in Kapselform aus der Apotheke. Er bindet die Durchfallerreger und hilft dem Darm, diese abzutransportieren. Der bei Durchfall stark erhöhte Wassereinstrom in den Darm wird durch den Hefepilz um 40 % reduziert. Besonderer Vorteil: Die nützlichen, gesundheitsfördernden Bakterien der Darmflora werden unterstützt und gekräftigt. Noch ein Plus: Die Kapseln sind auch für Kinder ab zwei Jahren geeignet.

Wenn Durchfall chronisch wird

Wenn man erst gar keinen Durchfall bekommen möchte, kann man auch vorzubeugen versuchen: Wenig Alkohol trinken und nicht rauchen, denn Alkohol und Nikotin wirken schädigend auf das vegetative Nervensystem, von dem aus die Verdauung gesteuert wird. Auch andauernder Stress ist Gift für den Darm. Keine schweren Speisen kurz vor der Nachtruhe, am besten drei Stunden vor dem Zubettgehen gar nichts mehr essen. Und: Vorsicht mit zu viel Kaffee – das Koffein drückt Wasser in den Darm.

Problematisch wird Durchfall, wenn er zum Dauerzustand wird – und das passiert gar nicht mal so selten. Dafür gibt es viele mögliche Ursachen: eine vorausgegangene Erkältung oder ein Darmkatarrh, eine Allergie, eine Nahrungsmittelunverträglichkeit, permanenter Stress und ständige Ängste, eine langfristige Antibiotikabehandlung. Besonders hartnäckig kann er sich bei Frauen und Männern ab 45 festsetzen. Lang andauernder Durchfall ist deswegen so gefährlich, weil er den Körper enorm schwächt. Betroffen sind übrigens vor allem ältere Frauen. In jedem Fall wichtig: Unbedingt abklären lassen, ob der Durchfall von gefährlichen Parasiten verursacht wird, etwa Cryptosporidien, die eine lebensbedrohliche Diarrhö auslösen können, wenn der Patient ein schwaches Immunsystem hat – ist beispielsweise bei Aidskranken der Fall. Zum Vergleich: Ein ansonsten gesunder Mensch, der durch Cryptosporidien Durchfall bekommt, wird sich selten länger als einen Monat damit herumschlagen müssen; bei immunschwachen Menschen dagegen kann daraus durchaus ein lebenslänglicher Durchfall werden, wenn man dagegen nichts unternimmt.

Bewährte Hausmittel und Naturarznei Abhilfe schaffen hier: die gute alte Haferschleimsuppe, ein Brei aus Wasser und Heilerde für den inneren Gebrauch, getrocknete Heidelbeeren, Reisschleim oder Möhrensuppe. Ansonsten gibt es eine Naturarznei, die sich als wunderbare und wirksame Therapie gegen den Dauerdurchfall bewährt hat: LacVital, die Vormilch der Kuh, im Labor von Fett und Eiweiß befreit und unter strengsten hygienischen Voraussetzungen aufbereitet. Kurze Erklärung dazu: Babys bekommen schon im Bauch der Mutter einen Teil der lebensnotwendigen Schutzstoffe zugeführt, den anderen Teil nehmen sie nach der Geburt über die Muttermilch zu sich.

Bei Kühen ist das anders. Das Kälbchen bekommt im Körper der Mutter keinerlei Schutz- und Vitalstoffe mit auf den Weg. Diese tankt es dann aus der Milch, die die Kuh in den ersten 48 Stunden nach dem Kalben gibt.

LacVital – die Vormilch der Kuh Die Kuh liefert davon etwa zehn Liter, doch das Kalb benötigt nur fünf Liter; der Rest kann also anderweitig verwendet werden. In dieser wertvollen Kolostralmilch stecken viele lebenswichtige Substanzen: Aminosäuren, Antikörper, Wachstumsfaktoren, Vitamine, Mineralstoffe, Spurenelemente, Bioaktivstoffe und zahllose Immunglobuline für eine verbesserte Abwehr.

Das LacVital-Elixier hat viele Vorteile: Es steigert die Leistungsfähigkeit bis zu 20 %, baut die Immunkraft auf, fördert die rasche Wundheilung, macht stressresistent.
Vor allem aber stärkt LacVital die Darmflora, sodass Durchfall rasch besiegt werden kann. Das funktioniert sogar bei Aidspatenten mit lebensbedrohlichem Dauerdurchfall, wie eine Studie bewies. Sie bekamen wieder festen Stuhl.

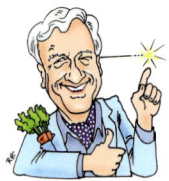 **Übrigens** LacVital gibt es in flüssiger Form in Fläschchen oder als Trockenextrakt in Kapseln und ist ausschließlich in der Apotheke erhältlich. Man nimmt über einen längeren Zeitraum täglich – am besten morgens und abends – je zwei Esslöffel, eventuell mit etwas Apfelsaft, oder je zwei bis drei Kapseln mit reichlich Flüssigkeit. Denken Sie daran: Gegen Durchfall müssen Sie unbedingt etwas unternehmen, denn Sie schwemmen dabei alle guten Nährstoffe der Lebensmittel ungenutzt aus!

Ganz und gar unsäglich – Hämorrhoiden

Absolutes Antithema sind Hämorrhoiden – dabei hat sie jeder, auch wenn das viele gar nicht wissen. Von Natur aus verfügt jeder Mensch über ein sogenanntes Hämorrhoidalpolster (ein ringförmiger Blutschwamm) im Enddarm, also im letzten Abschnitt unseres Verdauungsorgans. Und da sitzt dieses Hämorrhoidalpolster völlig zu Recht, denn Hämorrhoiden fungieren sozusagen als Schwellkörper, die sich mit Blut füllen können und auf diese Weise für eine Feinabdichtung des Enddarms sorgen – so schließt unser Darmausgang richtig. Was wir nun also fälschlicherweise als Hämorrhoiden bezeichnen, sind abnorm vergrößerte Hämorrhoidenpolster. Die machen sich leider auf vielfältige und unangenehme Weise bemerkbar: zunächst Jucken und Brennen, dann Schmerzen, Blutungen, ein Fremdkörpergefühl im After.

Wenn der Po Probleme macht

Spätestens jetzt muss es heißen: ab zum Arzt! Denn unbehandelt kann es zu Komplikationen kommen. Das kann so weit führen, dass die Hämorrhoiden aus dem After treten und sichtbar werden. Wir bezeichnen diese nach außen gewachsenen Hämorrhoiden zwar als Hämorrhoiden, tatsächlich sind es aber Analthrombosen, also Blutgerinnsel an den außen liegenden Aftervenen. Verkürzt und drastisch kann man sagen: Hämorrhoiden sind nichts anderes als Krampfadern im und am Po. Sie sind eine harmlose gesundheitliche Störung, leicht zu behandeln – aber schmerzhaft.

Diagnose unabdingbar Wichtig ist eine genaue Diagnose, denn nicht immer sind die Beschwerden Folge von Hämorrhoidalstörungen. Es gibt eine Reihe weiterer Erkrankungen, die oft gleichzeitig auftreten, aber anders behandelt werden müssen: Analekzeme sind Hautausschläge am After, die sehr häufig parallel zum inneren Hämorrhoidalleiden auftreten. Die stark gereizte Haut juckt, brennt und kann sich leicht entzünden. Analfissuren sind Geschwüre und Verletzungen im After: kleine Risse, die vor allem beim Stuhlgang stechende Schmerzen und Blutungen verursachen können. Wichtig ist die rechtzeitige Behandlung, damit die Fissuren nicht chronisch werden.

Vielfältige Ursachen Die Ursachen für Hämorrhoidalstörungen sind vielfältig. Ursache kann z. B. eine *Verstopfung* aufgrund von Bewegungsmangel und falscher Ernährung sein, denn wer unter Verstopfung leidet, muss beim Stuhlgang stark pressen; dadurch aber wird das Hämorrhoidenpolster in die Länge gezogen und gereizt. Weitere Ursachen: eine angeborene *Bindegewebsschwäche,* die den Enddarm anfällig für Belastungen macht, besonders bei einem ungesunden Stuhlverhalten (damit sind wir wieder bei der Verstopfung – ein Teufelskreis), sowie eine *Venenschwäche.*

Das tut Hämorrhoiden gut

Vernünftige Ernährung Beinahe schon ein Mantra: Wichtig ist ballaststoffreiche Ernährung, bestehend aus Vollkornprodukten, viel frischem Obst und Gemüse, roh oder schonend zubereitet. Ausreichend Wasser trinken: jeden Tag zwei bis drei Liter, am besten gutes Leitungswasser oder stilles Mineral- oder Heilwasser. Vorsicht: Zu viel Süßes führt zu Verstopfung und belastet die Hämorrhoiden.

»Toilettentraining« Zeit ist auch hier die Devise. Heftiges und eiliges Pressen stresst den Enddarm und fördert so Hämorrhoidenleiden. Wichtig ist auch, dass der Stuhl nicht zu hart und nicht zu weich ist – und dafür sorgt wiederum eine ballaststoffreiche, gesunde und ausgewogene Ernährung. Möglichst wenig zu Abführmitteln greifen.

Schonende Analhygiene und -pflege Zuerst sollte man immer trocken vorreinigen, mit möglichst sanftem, mehrlagigem Toilettenpapier. Danach sollte man unbedingt feucht nachreinigen, am besten mit lauwarmem Wasser, möglichst mit einem sanften Brausestrahl. Optimal hierfür: ein Bidet. Zum Abtrocknen möglichst weiche Handtücher verwenden und diese regelmäßig wechseln. Feuchte Reinigungstücher für unterwegs sollten keine aggressiven chemischen Stoffe enthalten.

Unterwäsche Saugfähige, locker sitzende Unterwäsche aus Baumwolle oder Seide. Sie muss atmungsaktiv sein. Schlecht für die Hämorrhoiden ist Unterwäsche aus Kunstfasern.

Sport Körperliche und vor allem regelmäßige Betätigung tut (auch) den Hämorrhoiden gut. Optimal: moderate Bewegung, wie Schwimmen, Radfahren, Spazierengehen, Wandern, Nordic Walking. Das hält den Darm rege. Vorsicht: Joggen, Tennis, Seilspringen oder Basketball eignen sich nicht zum Vorbeugen von Hämorrhoidalproblemen, weil dabei die Organe des Beckens nach unten geschleudert werden. Belastet den Beckenboden und kann zu Beschwerden im Enddarm führen.

Schließmuskeltraining Zumindest einmal am Tag – besser mehrmals – in einem 2- bis 3-Sekunden-Rhythmus die Aftermuskulatur 30-mal zusammenziehen und wieder loslassen.

Keine Angst vor dem Arzt!

Klar: Es gibt bestimmt Reizvolleres als den Gang zum Arzt mit Hämorrhoidenproblemen. Dabei ist die Diagnosefindung zwar ungewohnt und mitunter vielleicht etwas unangenehm, aber praktisch immer ungefährlich und nur in Ausnahmefällen schmerzhaft. Zunächst werden Bauch und Organe abgetastet, danach die Gesäßbacken gespreizt und der After ausgetastet und auf etwaige Veränderungen des Enddarms untersucht. Oft ist auch eine Darmspiegelung notwendig, damit man Geschwüre oder Entzündungen im Mastdarm ausschließen kann. Die letzten zwei bis vier Zentimeter des Enddarms – der Analkanal – müssen mit einem Proktoskop – einem speziellen Analspiegel – untersucht werden, um Hämorrhoidenveränderungen sicher erkennen oder ausschließen zu können.

Möglichkeiten der Schulmedizin:

- Zunächst wird die »kleine Lösung« versucht – der Arzt wird Folgendes überwachen: regelmäßigen Stuhl, gesunde Ernährung, Flüssigkeitszufuhr, sportliche Bewegung.
- Falls operiert werden muss, gibt es verschiedene Möglichkeiten: Entfernung der Hämorrhoidenknoten; Injektionen, die die Knoten schrumpfen lassen; die sogenannte Gummibandligatur (hier wird ein kleiner Schleimhautabschnitt des Enddarms durch einen Gummiring abgebunden, sodass die Blutzufuhr zu den Hämorrhoiden abgeschnitten wird. Das abgebundene Gewebe stirbt ab und wird ausgeschieden); die Thermotherapie; die Infrarotbestrahlung und schließlich die Kältetherapie mit flüssigem Stickstoff.
- Meist aber wird mit äußerlich anzuwendenden Arzneimitteln versucht, den Hämorrhoiden den Garaus zu machen, mit Salben und

Zäpfchen (etwa Faktu akut). Sie fördern die Abheilung und lindern die Beschwerden. Die Salben werden sowohl an der äußeren Afterhaut (gegen das Jucken und Brennen) als auch mit sogenannten Applikatoren im Analkanal angewendet, um dort sozusagen an Ort und Stelle direkt ihre Wirkung zu entfalten.

• Als Ergänzung gibt es noch feuchte Hygienetücher mit speziellen Zusätzen gegen Juckreiz und Schmerzen (etwa Faktuclean) für die Analpflege auf Reisen.

• Gerade beim Tabuthema Hämorrhoiden ist die Sensibilität des Apothekers gefragt. Kein Betroffener geht gerne in die Apotheke und verlangt etwas gegen Hämorrhoiden – möglicherweise noch mit anderen Kunden mit aufmerksamen Ohren neben ihm. Ein Trost: Bei Hämorrhoiden ist sehr wohl eine wirksame Selbstmedikation machbar – wenn die Diagnose richtig gestellt ist.

Was müssen Hämorrhoidenmittel können?

Ganz einfach: Juckreiz lindern, Schmerzen bekämpfen, etwaige Blutungen stillen, Wundheilungen fördern und vor Infektionen schützen – also ein breites Wirkspektrum haben. Das bedeutet: Salbe und Zäpfchen müssen eine Kombination mehrerer hochwertiger Wirkstoffe enthalten. Faktu akut beispielsweise wird zehn Tage lang zweimal täglich angewendet. Bitte nicht einfach ganz normale Fett- und Hautcremes oder Babycremes anwenden, selbst wenn man noch so wenig Lust hat, zum Arzt oder in die Apotheke zu gehen. Wer weiß, welche Auswirkungen die Inhaltsstoffe dieser Kosmetika haben? Oberflächliches Herumdoktern hilft nicht, im Gegenteil, das Leiden wird verschleppt. Die Devise lautet also: Bei akuten Hämorrhoidenbeschwerden immer zum Arzt (am besten sogar zum Experten, dem Proktologen) oder zumindest in die Apotheke gehen.

Bewährte Hausmittel

Sinnvoll ist allerdings der Einsatz einiger Hausmittel zusätzlich zu der medikamentösen Behandlung.

Apfelkur Ein altes Hausmittel zur Unterstützung der Hämorrhoidenbehandlung von innen: Jeden Tag 1/4 Liter Apfelmost oder naturtrüben Apfelsaft trinken.

Sitzbäder Sitzbäder, in die man drei Liter Eichenrinden- oder Zinnkrauttee gibt, haben sich bewährt; ebenso heiße Kompressen mit Schafgarbentee oder zweimal täglich »Zufuhr« von Kamillendämpfen. Neben der hygienischen Wirkung durch die Waschungen und der Heilkraft der Pflanzenextrakte trägt die Wärme dazu bei, die verspannte Muskulatur zu lockern; das erleichtert die anschließende Salbenbehandlung. Großes Manko allerdings: Man braucht viel Geduld.

Kamille-Steinklee-Tee Ein altes Familienrezept – beide Heilkräuter wirken beruhigend auf die Haut und hemmen Entzündungen. Die Wirkstoffe des Steinklees haben auch eine heilende Wirkung auf die geschädigten Blutgefäße und fördern das Zurückbilden der Geschwüre. Man mischt Kamillenblüten und Steinklee zu gleichen Teilen. Ein Esslöffel der Mischung mit 1/4 Liter kochendem Wasser übergießen, zehn Minuten ziehen lassen, abseihen, drei Tassen täglich trinken. Hilfreich auch: ein Sitzbad aus zwei Litern lauwarmem Tee bzw. das Betupfen der Hämorrhoiden mit einem in dem Tee getränkten Wattebausch.

Ringelblume Die Landbevölkerung kennt noch ein Hausmittel: Ringelblumensalbe (ein natürlicher Entzündungshemmer) zu gleichen Teilen mit flüssigem Honig verrührt. Ringelblumensalbe gibt es in Apotheken, Drogerien und Reformhäusern. Der Ringelblumensalbe-Honig-Mix wird direkt am Ort des Geschehens eingesetzt.

Hamamelis Auch Zäpfchen und Salben aus dem Blatt des Hamamelisbaumes kommen im Kampf gegen Hämorrhoiden zum Einsatz, denn Hamamelis hat eine entzündungshemmende Wirkung und bekämpft zudem das unangenehme Nässen rasch.

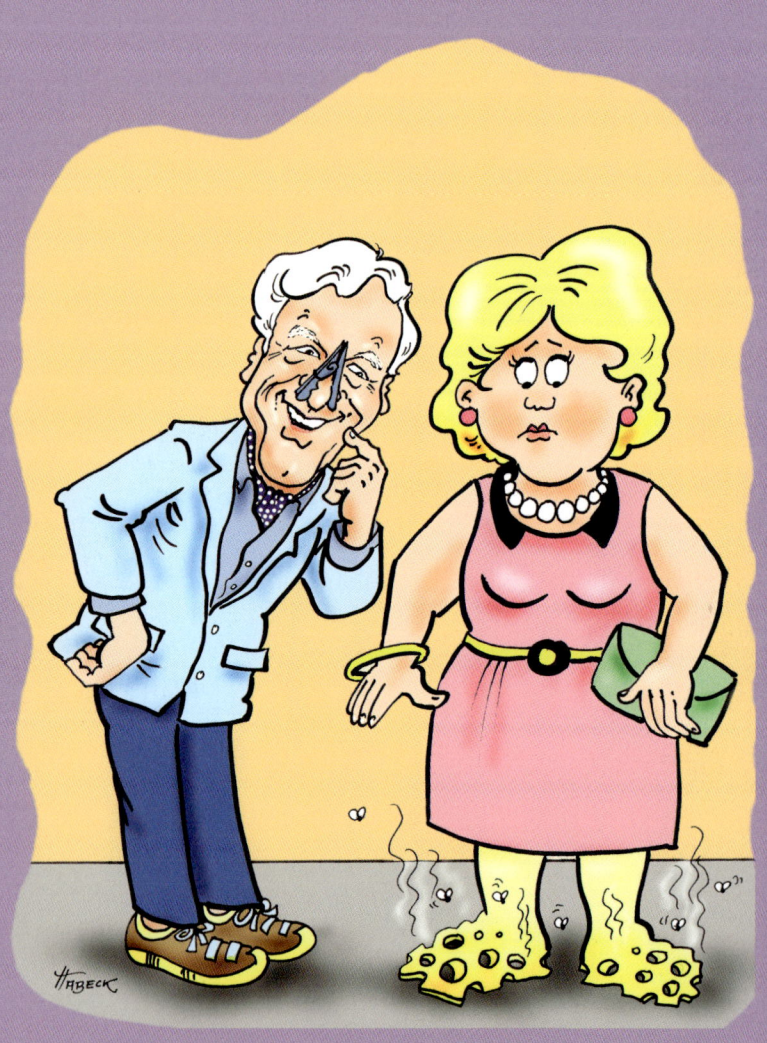

Igittigitt? Was auf und in der Haut so alles passieren kann

»Schatz, was liebst du am meisten an mir?« fragt der Ehemann seine Frau. »Meinen wundervollen Körperbau? Meine muskulösen Beine? Meine schöne Haut? Oder meine unbeschreibliche Natürlichkeit?« Darauf die Antwort der Ehefrau: »Deinen ungebrochenen Sinn für Humor, mein Lieber!«

Eine nicht mehr ganz junge Frau kommt zum Facharzt für plastische Chirurgie, oft auch kurz Schönheitschirurg genannt, und fragt: »Herr Doktor, ich merke in letzter Zeit an meinem Hals viele hässliche Falten. Ich habe Vertrauen zu Ihnen. Sagen Sie ganz ehrlich: Können Sie mir helfen?« Der Arzt begutachtet den Hals der Patientin und sieht sie souverän an: »Natürlich kann ich Ihnen helfen!« Motiviert und neugierig fragt die Patientin: »Und? Was empfehlen Sie mir?« Darauf der Arzt: »Einen Rollkragen-Pullover!«

Falten im Gesicht oder Schweißfüße sind oft Gegenstand von Witzen und Anekdoten. Anders ist es bei Hauterkrankungen wie Schuppenflechte, Neurodermitis und Hautpilzerkrankungen, die rasant im Zunehmen sind. Das sind sehr ernsthafte Probleme, die immer gravierender werden, je später man damit zum Arzt kommt. Ähnlich ist es bei Ekzemen. Da das alles Tabu-Themen sind, wagt vorerst keiner darüber zu reden. Erst wenn der Leidensdruck zu groß wird. Dabei gibt es viele Möglichkeiten in der Naturmedizin sowie in der Schulmedizin, um an diese Erkrankungen erfolgreich heranzugehen. Entweder, um sie zu heilen, oder um sie zumindest zu lindern.

Gar nicht schön anzusehen: Schuppenflechte und Neurodermitis

Wer an Schuppenflechte – auch Psoriasis genannt – oder an Neurodermitis leidet, zeigt auch im Sommer nicht gerne viel Haut. Verständlich, die je nachdem mitleidigen oder angeekelten Blicke sind nicht gerade gut für das vermutlich sowieso schon nicht sehr ausgeprägte Selbstbewusstsein ... Alarmierend: Von Jahr zu Jahr nimmt die Zahl der Erkrankten zu, gerade auch bei Kindern. Sowohl Psoriasis als auch Neurodermitis gehören zu den allergischen Krankheitsbildern. Beide Krankheiten belasten die Betroffenen körperlich und auch seelisch ungeheuer, sie führen bei vielen Erwachsenen zu Problemen in der Partnerschaft. Die Therapie ist schwierig, vor allem dann, wenn die Patienten Angst haben, mit anderen über ihre Krankheit zu reden.

Hilfe aus dem Toten Meer

Die Klima-Therapie Die optimale klassische, natürliche Behandlungsform ist und bleibt die Klima-Therapie am Toten Meer in Israel und Jordanien. Die Erfolge der letzten Jahre sind beachtlich – man geht von Erfolgsquoten von über 90 % aus. Es mag wie ein Märchen klingen: Patienten kommen mit schlimmsten Schuppungen und Entzündungen der Haut hierher und reisen nach drei bis vier Wochen mit makelloser Haut wieder ab: glücklich, wie neugeboren, voller Lebensfreude. Und noch eine gute Nachricht: Auch die gesetzlichen Krankenkassen erkennen bei schweren Krankheitsbildern und erfolglosen Behandlungsversuchen in Deutschland diese Kuren an und übernehmen die Kosten. Denn sie haben erkannt, dass all diese Ausgaben doch letztlich meist ca. 15 bis 20 % billiger sind als die zahllosen anderen Therapien, die oft erfolglos bleiben. So entstanden in den letzten Jahren sowohl auf israelischer (in En Bokek) als auch auf jordanischer Seite (in Salt Land Village) am Ufer des Toten Meeres moderne Kurzentren, in denen Patienten mit Psoriasis, Neurodermitis und der Weißfleckenkrankheit Vitiligo Hilfe finden. Beide Kurzentren werden vom Deutschen Medizinischen Zentrum betreut, mit eigenen Büros für deutsche und österreichische Patienten. Dort gibt es Fachleute, die bei der Beantragung der Kostenübernahme durch Krankenkassen helfen oder auf Wunsch mit den behandelnden Ärzten reden. Auf diese Weise sollen möglichst viele Betroffene die Klimatherapie am Toten Meer nützen können.

Salz, Luft, Schlamm und Sonne Was kann die Natur am Toten Meer, was anderswo nicht funktioniert? Des Rätsels Lösung liegt im Zusammentreffen von vier wunderbaren Kräften:

- Der hohe Salzgehalt: Das Wasser des Toten Meeres ist das salzhaltigste der Welt, zu 30 % mit Mineralien angereichert, zehnmal mehr als etwa das Mittelmeer. Es enthält unvergleichlich große Mengen an Magnesium, Kaliumchlorid, Kalzium und am Spurenelement Brom. All das wirkt sich beruhigend auf Entzündungen aus, die Haut wird entschuppt und desinfiziert, die Wirkung ist antiallergisch.
- Die Luft am Toten Meer: Sie enthält das beruhigende Element Bromid-Aerosol, verfügt über einen extrem hohen Sauerstoffge-

halt, 10 % höher als anderswo auf der Welt, und hat eine niedrige Luftfeuchtigkeit.

- Der Schlamm vom Toten Meer: Ist purer Heilschlamm, in dem entzündungshemmender Bitumen und Brom enthalten sind.
- Die Sonne am Toten Meer: Sie scheint mehr als 300 Tage im Jahr. Durch die tiefe Lage des Meeres – 400 Meter unter dem Meeresspiegel – werden die schädlichen UVB-Strahlen gefiltert, der Anteil der UVA-Strahlen ist sehr hoch. Gut, denn so ist die Gefahr, sich einen Sonnenbrand zu holen, extrem niedrig.

Erfolg garantiert All diese vier Kräfte spielen bei der Bekämpfung von Schuppenflechte, Neurodermitis und Vitiligo also höchst erfolgreich zusammen. Aber sie können noch mehr, denn auch rheumatische Beschwerden, Akne und die Augenkrankheit Uviitis werden hier erfolgreich behandelt.

Tomaso-Therapie Der Erfolg der Klimatherapie am Toten Meer ließ Wissenschaftlern keine Ruhe. Seit Jahren wurde und wird versucht, diese bekannten natürlichen Bedingungen in Kliniken und Arztpraxen künstlich nachzuahmen, etwa durch ambulante Behandlungen mit UV-Bestrahlungen und Sole-Wannenbädern (= ambulante Balneo-Sole-Photo-Therapie). Der Bundesausschuss der Ärzte und Krankenkassen hat die Wirksamkeit des »ambulanten Toten Meeres aus der Steckdose« in aufwändigen Studien prüfen lassen mit folgendem Ergebnis: Der Nutzen dieser künstlichen Therapie ist bisher nicht ausreichend nachgewiesen, sodass die Behandlungsform aus dem Leistungskatalog der gesetzlichen Krankenkassen gestrichen wurde. Hoffnung dagegen macht die in Deutschland entwickelte Tomaso-Therapie, bei der man mit Hilfe der Hightechmedizin ähnliche Bedingungen wie am Toten Meer zu schaffen vermag: große Becken gefüllt mit Wasser aus dem Toten Meer, Bestrahlungen durch modernste Lampen, die dem natürlichen Sonnenlicht am Toten Meer nachempfunden sind. Voraussetzung ist ein stationärer Kuraufenthalt in der Tomaso-Klinik Bad Salzschlirf in der Nähe von Fulda in Hessen, der auch von den gesetzlichen Krankenkassen erstattet wird.

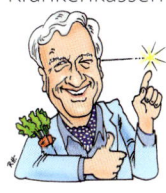 **Gut zu wissen** Weitere spezielle Kliniken zur Behandlung von Schuppenflechte in Deutschland gibt es an der Ostsee, der Nordsee und im Hochgebirge.

Neue Hoffnung bei Neurodermitis Neurodermitis ist eine unglaublich quälende Krankheit, an der sowohl Erwachsene als auch Kinder erkranken. Vorab ein paar erschreckende Zahlen: Rund vier Millionen Menschen aller Altersgruppen leiden in Deutschland unter Neurodermitis, dazu kommen 17 Millionen, die die Veranlagung dafür haben. 10 % der Patienten sind Säuglinge, 20 % Schulkinder. Die typischen Symptome: starker Juckreiz, wunde Hautstellen in Armbeugen, Kniekehlen und am Gesäß. Die Betroffenen kratzen sich ständig und lösen damit einen Teufelskreis aus, weil sie damit entzündliche Wunden auf der Haut schaffen, in denen sich gefährliche Bakterien entwickeln. Die Ursache für Neurodermitis ist eine verhängnisvolle Mischung aus Vererbung, Umweltbelastung, falscher Ernährung und falschem Lebensstil.

Jenseits aller Therapieerfolge in den oben genannten Zentren am Toten Meer setzt sich seit einiger Zeit immer mehr die Erkenntnis durch, dass Neurodermitis eine Krankheit ist, die unbedingt auch von innen her behandelt werden muss – »innen« meint dabei durchaus beide Aspekte: organisch und seelisch. Dahinter steckt folgende Überzeugung: Wenn die Haut des Menschen krank ist, dann muss der Ansatz einer Therapie in erster Linie von innen kommen.

Und es gibt Hoffnung. Diese heißt Equiderm-Therapie, eine seit 2005 eingeführte vollkommen neuartige Behandlungsmöglichkeit. Eigentlich zu schön, um wahr zu sein: Die Therapie ist weder kompliziert, noch hat sie irgendwelche Nebenwirkungen. Das ganze Geheimnis besteht aus vermehrter Zufuhr von wesentlichen Nährstoffen – aufbereitet mit naturbelassener Stutenmilch. Neueste Erkenntnisse ergaben nämlich, dass Neurodermitispatienten oft einen starken Nährstoffmangel haben. Sie brauchen Mikronährstoffe wie Vitamine, Mineralstoffe, Spurenelemente und Enzyme (diese aktivieren den Hautstoffwechsel), ungesättigte Fettsäuren und Phospholipide (für die Bildung elastischer, neuer Haut), basische Elektrolyte (zum Entgiften des Bindegewebes) und Antioxidancien (für den Schutz der Hautzellen und gegen Entzündungen). Mit diesem Wissen lag es natürlich nahe, diese Defizite der Neurodermitispatienten durch eine gezielte Nährstoffzufuhr auszugleichen.

Nährstoffcocktail Die Equiderm-Therapie nun beruht auf der täglichen Zufuhr eines Nährstoffcocktails mit einem exakt programmierten Wirkprinzip. Bei diesem Cocktail, der dem Neurodermitispatienten all das gibt, was ihm fehlt, sind insgesamt 44 Vitalstoffe mit Stutenmilch aufbereitet. Die Stutenmilch spielt dabei eine entscheidende Rolle. Man weiß: Der Neurodermitispatient als Allergiker verträgt oft keine Kuhmilch und -produkte. Daher Stutenmilch, die unter den Milcharten aller Säugetiere der menschlichen Muttermilch am ähnlichsten ist und schon seit Jahrhunderten als Heilmittel speziell bei Hautproblemen verwendet wird.

Die Vorzüge der Stutenmilch auf einen Blick:

- Sie enthält über 40 bekannte Nähr- und Wirkstoffe.
- Sie verfügt über eine hohe biologische Wertigkeit durch den gro-ßen Anteil an essenziellen Aminosäuren wie Tryptophan, Methio-nin, Lysin, aber auch durch den Anteil von ungesättigten Fettsäu-ren wie Linol-, Linolen- und Arachidonsäure.
- Stutenmilch ist eine Bifidusmilch. Sie wirkt sich positiv auf den Darm und den Verdauungsprozess aus, stärkt die Darmflora, die Leber, die Bauchspeicheldrüse und damit auch die Haut.

Tatsächlich bestätigen Studien zur Equiderm-Therapie deren posi-tive Wirkung. So ergab die Studie eines österreichischen Instituts für Nährstofftherapie, dass bei jedem zweiten Patienten durch Ein-nahme des Stutenmilchcocktails eine deutliche Verbesserung des Hautbildes erreicht werden konnte. Auch wurde nachgewiesen, dass die neue Therapie für Erwachsene und Kinder gleichermaßen geeignet ist.

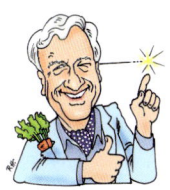

Übrigens Wen der Gedanke, Stutenmilch zu sich zu nehmen, abschreckt: Man muss nicht unbe-dingt frische Stutenmilch nehmen. Es gibt Verfah-ren, Stutenmilchkonzentrat in Pulverform in einem schonenden Verfahren herzustellen, bei dem sämtliche Wirkstoffe erhalten bleiben. Und so wird die Equiderm-Therapie angewendet: Man rührt täglich zwischen den Mahlzeiten einen gestrichenen Messlöffel des Equiderm-Nährstoffpulvers (aus der Apotheke) in 1/4 Liter Wasser ein und trinkt diesen Cocktail in kleinen Schlucken. Für Kinder von eins bis sechs nimmt man einen halben Messlöffel mit 1/8 Liter Wasser. Die Equiderm-Therapie muss als ergänzende Diät unter ärztlicher Aufsicht durchgeführt werden.

Hilfe aus der Pflanzenwelt Aussicht auf Hoffnung im Kampf gegen die Neurodermitis gibt es aber auch aus der Pflanzenwelt. Studien an der Universitäts-Hautklinik in Freiburg haben gezeigt: Die Heilpflanze Johanniskraut, bisher als natürliches Präparat gegen Depressionen bekannt, wirkt auch nachgewiesenermaßen gegen Neurodermitis. Man hat eine spezielle Lotion (Bedan-Lotion) entwickelt, die neben einem hohen Fettanteil in einer Öl-Wasser-Emulsion den Wirkstoff Hyperforin aus dem Saft der gelben Johanniskrautblüten enthält.

Die Vorzüge dieses Wirkstoffes: Er wirkt antibakteriell und entzündungshemmend, kühlt und beruhigt die gereizte Haut und verringert das Brennen und Jucken der Haut. Außerdem wird eine Überreaktion des Immunsystems verhindert. Die Johanniskrautlotion enthält kein Parfum, keine Farbstoffe und keine Konservierungsmittel, was die allergieanfällige Haut des Neurodermitispatienten nur unnötig belasten würde.

Die Erfolgsquote spricht eine deutliche Sprache: Eine Studie bei Patienten mit leichter bis mittelschwerer Neurodermitis zeigte,

Wichtig Vom Johanniskraut darf bei dieser Therapie nur der Wirkstoff Hyperforin, nicht aber das Hypericin, das bei der Behandlung von Depressionen verwendet wird, eingesetzt werden, denn kann bei Überdosierung zu einer verstärkten Lichtempfindlichkeit führen. Das genau aber kann die Neurodermitis-Haut nun gar nicht brauchen …!

Nähere Informationen und Hilfestellung für Betroffene zum Thema Psoriasis und Neurodermitis: Deutsche Medizinische Zentrum (DMZ), Nördliche Münchner Straße 31–33, 82031 Grünwald, Telefon: 089 / 649 36 15.

dass bei über 75 % der Probanden die entzündeten Hautstellen zuverlässig abheilten.

In einer anderen Studie mit über 100 Patienten reduzierte die Bedanlotion nicht nur den Juckreiz bei zwei Drittel der Patienten deutlich, sondern sie erhöhte auch deutlich die Hautfeuchtigkeit und zwar um 15 %.

Der Schuppenflechte mit Laser an den Kragen

Ähnlich unangenehm wie Neurodermitis ist die Schuppenflechte, die laut einer amerikanischen Studie nach den Herzerkrankungen unter den Krankheiten mit dem höchsten Leidensdruck an zweiter Stelle eingereiht wurde. Das geht sogar so weit, dass viele Betroffenen ihr Leben als nicht mehr lebenswert empfinden und dass immerhin 10 % mindestens einmal im Leben an Selbstmord denken.

Besonders schlimm: Es gibt kein Heilmittel gegen die Schuppenflechte, man kann lediglich den Schüben vorbeugen (mit Cremes, Salben und Bädern) – leider mit mäßigem Erfolg. Medikamente, die bei schweren Fällen auch eingesetzt werden, haben oft Nebenwirkungen. Oft wird die Einnahme von Tabletten mit UV-Lichtbestrahlungen kombiniert.

Vorteile der Lasertherapie Hoffnung kommt nun in Form der sogenannten Psorilas-Lasertherapie aus den USA, wo vor ca. sechs Jahren die ersten erfolgreichen Behandlungen nach dieser Methode durchgeführt wurden.

In Deutschland wurde diese Methode vor fünf Jahren eingeführt. Die Vorteile gegenüber anderen Behandlungsmethoden liegen auf der Hand:

- Das Licht wird punktuell auf die Haut aufgebracht, das heißt, es wird eine gezielte und schonende Behandlung erkrankter Hautareale ermöglicht, ohne dass dabei die gesunde Haut belastet wird. Der Trick dabei ist: Das heilende Spektrum des UV-Sonnenlichts wird selektiv genützt.
- Es gibt einen raschen Behandlungserfolg; oft reichen zehn Bestrahlungen, um die Entzündung und Schuppung der Haut abklingen zu lassen.
- Die Laserbestrahlung kann bei jedem Patienten individuell dosiert werden.
- Man kann die Lasertherapie mit allen anderen Behandlungsformen kombinieren.

In den ersten Jahren nach Einführung dieser neuen Therapie in Deutschland wurde sie hier häufig mit großer Skepsis betrachtet. Doch seit Beginn des Jahres 2007 ist es mit ihrem Aschenputteldasein vorbei, und sie ist endlich auch in Deutschland wissenschaftlich anerkannt und bestätigt.

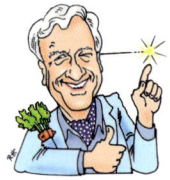 **Gut zu wissen** Die Arbeitsgemeinschaft der Wissenschaftlich Medizinischen Fachgesellschaften adelte sie und nahm sie in die Gruppe der Therapien mit dem höchsten Evidenzgrad auf. Allerdings ist ihr neuer Status immer noch so frisch, dass sie derzeit nur an zwölf Standorten in Deutschland, in einem Verbund von spezialisierten dermatologischen Arztpraxen, angewendet wird.

Wer sich genauer informieren will, googelt im Internet: Das Ausbildungszentrum ist die Haut- und Allergieklinik Hanau unter der Leitung der Hautarztes Dozent Dr. Hans Michael Ockenfels.

Ekzeme – wenn die Haut verrückt spielt

Ekzeme – ebenfalls eine Erkrankung mit hohem Leidensfaktor. Sie sehen meist wirklich nicht schön aus, beeinträchtigen das körperliche (und seelische) Wohlbefinden – und die lieben Mitmenschen haben möglicherweise Angst vor Ansteckung, auch wenn Ekzeme nicht ansteckend sind. Die Folge: Wenn man ein Ekzem hat, verbirgt man es so gut es geht, und ansonsten gilt: nicht darüber reden. Das ist aber ganz falsch. Denn wenn man zu lange laienhaft daran herumdoktert, kann das Ekzem schlimmer werden oder gar einen chronischen Verlauf nehmen.

Ekzeme sind erfinderisch, was ihr Äußeres angeht: Mal zeigen sie sich in Form von einzelnen Flecken, mal in Form von zahlreichen Pusteln (die sehen dann nach einer schweren, ansteckenden Krankheit aus), mal sind es entzündete Flächen auf der Haut, die von Rötungen, nässenden, schuppenden und juckenden Bläschen begleitet werden. Übrigens: Es sind in der Mehrzahl Frauen, die unter Ekzemen leiden – in Deutschland ist es jede vierte bis fünfte Frau.

Das geht unter die Haut

Ekzeme entstehen, wenn die Oberhaut dauerhaft gereizt und geschädigt wird, z. B. durch zu häufigen Kontakt mit Seife und Reinigungsmitteln, durch allergische Reaktionen auf chemische Mittel, durch bestimmte Kosmetika, Textilien, Metalle oder Medikamente. Auch bei einem Ekzem gilt die Devise: Rasch zum Arzt, denn je länger das Ekzem sich ausbreiten kann und nicht behandelt wird, desto schwieriger ist die Therapie. Die Haut wird dick, schuppt immer mehr, wird trocken, rissig und anfällig für bakterielle Entzündungen.

Die Suche nach dem Auslöser kann der berühmten Nadel im Heuhaufen gleichen; der Hautarzt versucht, ihn durch Befragung und spezielle Tests ausfindig zu machen. Ist er gefunden, sollte der Betroffene ihm in Zukunft aus dem Weg gehen. Zur Behandlung setzt man pflegende Lotionen und Mittel gegen Allergien ein, die das Ekzem zum Abklingen bringen.

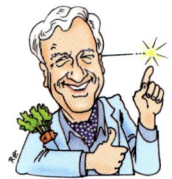

Gut zu wissen Es gibt viele Möglichkeiten, Ekzeme zu verhindern, wenn man die Haut entsprechend beobachtet, pflegt und verwöhnt – wichtig besonders für alle jenseits der 30, denn ab dann beginnt das biologische Altern der Haut, ist sie besonders sensibel und anfällig.

Wenn der Zahn der Zeit nagt Die Haut ab 30 neigt nicht nur zu Ekzemen, sondern zeigt sich auch ansonsten anfällig. Der Alterungsprozess der Haut ist nicht zu stoppen, er ist genetisch festgelegt – wie bei allen anderen Körperzellen. Die Haut kann nicht mehr so viel Wasser speichern, sie trocknet aus, wirkt weniger frisch und vital. Falten werden deutlicher sichtbar. Das alles sind vorerst »nur« kosmetische Veränderungen (die trotzdem belasten können!), aber dazu zeigen sich auch schon bald ernstere Störungen. Die Haut wird dünner, ist trocken, rissig, schuppig, besonders an Händen, Armen und Beinen.

Die kleinen Risse führen sowohl zu Blutungen (und als Folge möglicherweise zu Entzündungen) als auch zu quälendem Juckreiz.

Es lässt sich einfach nicht leugnen: Die Schutzfunktion der Haut lässt nach, denn der Säureschutzmantel, der sie vor Pilzen und Bakterien schützt, wird dünn oder ist nicht mehr vorhanden. Die Folge können langwierige, unangenehme Hautinfektionen oder Allergien sein.

Aggressive Arzneimittel Auch die langfristige Einnahme von Medikamenten kann die Haut krank machen, vor allem Medikamente gegen Herz- und Lungenerkrankungen, Arthritis, Venenleiden, Bluthochdruck, Wasseransammlungen, Herzmuskelschwäche und Herzrhythmusstörungen. Sie verursachen häufig trockene, schuppende Haut mit Rötungen und Juckreiz. Ganz gefährlich auf Dauer ist Kortison, es macht die Haut dünn (in der Medizinersprache die sogenannte kortisonbedingte Pergamenthaut) und führt so zu einer erhöhten Infektneigung und gestörten Wundheilung – ein idealer Nährboden für Ekzeme.

Reizende Reiniger Dass viel nicht immer viel hilft, ist eine alte Weisheit – und äußerst zutreffend, was den Einsatz von Reinigungsmitteln betrifft. Viele Menschen tun da nämlich zu viel des Guten und ruinieren sich ihre Haut durch einen zu engen und häufigen Kontakt mit den oftmals aggressiven Chemikalien, die die Schutzbarriere der Haut zerstören. Langfristig führt das zu einer Austrocknung der Haut. Die Folge: Die Haut ist wehrlos schädigenden Umwelteinflüssen und allergieauslösenden Stoffen ausgesetzt; es bilden sich Risse, einzelne Hautpartien entzünden sich. Der gesamte Körper reagiert darauf und setzt Entzündungsstoffe frei. Auf der Haut bildet sich als Abwehr gegen die schädigenden Chemikalien ein *Kontaktekzem.* Die betroffenen Hautstellen jucken, brennen und sind stark gerötet, mitunter geschwollen.

Die Zahlen sind alarmierend: Etwa 10 % der Deutschen leiden bereits an einem Kontaktekzem, jedes Jahr kommen weitere 5,7 Millionen Menschen dazu. Man spricht von endogen oder exogen bedingten Ekzemen, das heißt dass die Ursachen innerlich (genetische Veranlagung) oder äußerlich (Umwelteinflüsse) bedingt sind. Oft ist es aber auch ein Mischmasch von beidem. Für die Entstehung eines Kontaktekzems genügen oft schon schwache Reize. Ein einmaliger Kontakt ist kein Problem, nur – die Masse macht's: durch wiederholte Einwirkung und in der Summe mit anderen chemischen Substanzen kann dieser eine Stoff buchstäblich Gift für die Haut sein.

Besonders gemein ist das **chronische Ekzem,** das sich sowohl aus dem akuten Ekzem als auch nach wiederholtem Kontakt mit allergieauslösenden Stoffen entwickeln kann. Das zeigt, dass die Haut den schädigenden Einflüssen nichts mehr entgegenzusetzen hat und dass ihr Regenerierungsvermögen vollkommen überfordert ist. Wenn es so weit gekommen ist, können Fett- und Säureschutzmantel der Haut bereits langfristig zerstört sein.

Schützender Schaum

Hilfe verspricht seit kurzem ein neu entwickelter dermatologischer Hautschaum, der Euvalon-Schaum. Das Besondere daran: Er ist in seiner Struktur der Haut nachempfunden, sodass die Inhaltsstoffe vollständig in die Haut eindringen können und unter der obersten Hautschicht eine Schutzbarriere bilden.

Klar, dass da auch empfindliche Haut schädigenden Einflüssen von außen etwas entgegenzusetzen hat: Das Risiko für eine Ekzembildung sinkt, bereits bestehende Symptome wie Juckreiz oder Brennen werden gemildert.

Das akute Kontaktekzem Bei einem akuten Ekzem entstehen an den betroffenen Hautstellen flächenartige Rötungen, nässende Bläschen, Jucken und unangenehmes Brennen. Gut zu wissen, welches der Übeltäter war – dann kann man den weiteren Kontakt mit dem entsprechenden Mittel meiden, und die allergische Reaktion geht meist rasch wieder zurück. Leider aber tappt man oft im Dunkeln, was die Suche nach dem Auslöser angeht.

Euvalon-Schaum gibt es in verschiedenen Ausführungen in der Apotheke: gegen Ekzeme und Dermatitis, aber auch speziell gegen trockene Haut und Windeldermatitis. Eine Studie sowie eine vergleichende Anwendungsbeobachtung der Jenaer Universität haben gezeigt:

- Der Schaum zieht schnell in die Haut ein und fettet nicht; die Schutzwirkung hält sechs bis acht Stunden an.
- Der Schaum ist frei von Duftstoffen und enthält keine Substanzen, die die Schleimhaut schädigen. Die Hautatmung wird nicht gestört.
- Er kann auch in Kombination mit einem Kortisonpräparat angewendet werden, wenn dies aus ärztlicher Sicht unbedingt notwendig ist.

Natürliche Hilfe für heile Haut

Hamamelis – Zaubernuss Natürlich gibt's auch aus der Natur wirksame Hilfe für die Haut. Eine ganz probate Pflanze ist da die Hamamelis, die mit vollständigem, korrektem Namen Hamamelis virginiana heißt – oder aber, ganz poetisch, virginische Zaubernuss (von den europäischen Einwanderern in Nordamerika, die diese Pflanze bei den einheimischen Indianern als Arzneipflanze kennen lernten und sie aufgrund ihrer Ähnlichkeit mit dem Haselnussstrauch einfach Zaubernuss nannten).

Bei Hautproblemen bewährt hat sich Hametum, eine Wund- und Heilsalbe mit Pflanzenextrakten aus den Blättern des Hamamelisstrauchs, die die oberen Hautschichten mit einem Schutzfilm überzieht. Diese Salbe ist wirklich »multiwirksam«:

- Die Salbe gibt der Haut Feuchtigkeit zurück und verbessert durch ihren Fettanteil die Elastizität der Haut.
- Gleichzeitig wird der Transport der heilenden Inhaltsstoffe in die Haut intensiviert. Unter den vielfältigen Wirkungen der Zaubernuss sind einige hervor zuheben: Sie lindert quälenden Juckreiz, hemmt Entzündungen, greift Bakterien und Pilze auf der Haut an, bremst bzw. verhindert deren Ausbreitung und Vermehrung.
- Die Salbe vermag Hautrisse und andere kleine Verletzungen schnell zu heilen. Das Ergebnis ist überzeugend: Die Regeneration ist optimal, die Haut fühlt sich bald wieder weich und geschmeidig an.

Weitere Vorteile der Zaubernuss Aber die Zaubernuss kann noch mehr, nämlich vorausschauend tätig sein: Sie bekämpft die vor allem durch zu starke Sonneneinwirkung verursachten Zellschädigungen der Haut und damit ihren Alterungsprozess, denn der Hametum-Wirkstoff mit seinen Antioxidanzien (Vitamine, Mineralstoffe, Spurenelemente, Enzyme und sekundäre Pflanzenstoffe) schützt die Haut vor hochaggressiven freien Sauerstoffradikalen (diese entstehen durch die UV-Strahlen der Sonne und durch Schadstoffe in der Luft).

Pilze im Körper – hartnäckiges Leiden

Ganz und gar heimtückisch sind Pilze, denn das durch sie verursachte Leiden ist oft sehr diffus, kaum einzugrenzen, zu erkennen – und noch viel weniger leicht zu behandeln. Pilze tarnen sich geschickt und können ein unglaublich breites Spektrum verschiedenster Symptome hervorrufen: Schlafprobleme, Muskelschmerzen, depressive Verstimmungen, bei Frauen Unterleibskrämpfe und heftiges Jucken im Genitalbereich. Die Betroffenen fühlen sich nicht wohl, ohne zu wissen, warum – und ohne zum Arzt zu gehen. Und damit breitet sich das Leiden noch schneller aus, typisch für eine Tabukrankheit.

Alarmierend: Immer mehr Menschen leiden an Pilzerkrankungen, nach Ansicht vieler Ärzte hat die Verbreitung von Pilzen im und am Körper ein besorgniserregendes Ausmaß erreicht. Am häufigsten sind Fuß- und Nagelpilzinfektionen; das betrifft vor allem jene, die regelmäßig ins Schwimmbad oder die öffentliche Sauna gehen, denn Pilze lieben das feuchtwarme Milieu. Leider bleibt es oft nicht bei der eigentlichen Pilzerkrankung, sondern sie wirkt noch eifrig weiter und verursacht weitere Beschwerden wie Kopf- und Muskelschmerzen, Gelenkbeschwerden, Heißhungerattacken und Übergewicht.

Pilze – gibt's in Gut und in Böse

Pilze sind Pflanzen, die in zahllosen Arten (ca. 300.000!) vorkommen. Dazu gehören essbare (wie z. B. Steinpilze, Champignons und

Trüffel) und nichtessbare, giftige Pilze (wie der Fliegenpilz), aber auch Schimmelpilze, die sich auf Lebensmitteln bilden oder für die Reifung spezieller Käsesorten genutzt werden. Dann gibt es Hefepilze, die bei der Brotherstellung, zum Bierbrauen und bei der Weinerzeugung eingesetzt werden. Außerdem gibt es Pilze, die zur Produktion von bestimmten Antibiotika verwendet werden. Und dann gibt es da – leider! – noch die ca. 100 Pilzarten, die beim Menschen Erkrankungen auslösen, die humanpathogenen Pilze. Sie werden in drei Gruppen eingeteilt: die Dermatophythen (verursachen Hautpilzerkrankungen, aber auch Nagelpilz), die Hefepilze (verursachen Pilzinfektionen im Darm, in den Schleimhäuten und im Intimbereich; besonders gefährlich: Candida albicans, krusei und glabrata) und Schimmelpilze (befallen die Lunge).

Zähe Organismen Pilze sind wahre Überlebenskünstler, überdauern Hitze, Kälte, Trockenheit, ja sogar die Salzsäure des Magens. Auch vorübergehende »Durststrecken« können sie problemlos wegstecken, sie halten einfach durch, bis sie günstige Wachstumsbedingungen vorfinden. Pilze sind Schmarotzer, die sich von denselben lebenswichtigen Stoffen ernähren, die auch der Körper braucht. Das ist das, was sie so gefährlich macht, denn bei dem befallenen Organismus kommt es natürlich zu Mangelerscheinungen. Nicht nur, dass sie dem Organismus etwas wegnehmen, sie hinterlassen auch etwas, allerdings etwas, auf das man gut verzichten könnte: Stoffwechselmüll – Gifte, die den menschlichen Organismus belasten, sogenannte Mykotoxine. Diese Gifte sind krebserregend und rufen möglicherweise Halluzinationen und Lebererkrankungen hervor. Pilze »können« leider noch mehr: den Cholesterinspiegel negativ beeinflussen, das Risiko für Herzinfarkt erhöhen und bakterielle Infektionen auslösen.

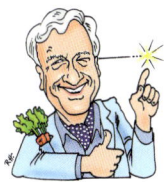

Wichtig zu wissen Pilzerkrankungen sind unter Umständen lebensbedrohlich: Sie können das Herz schädigen und heftige Allergien auslösen, ja sogar zu einem Allergieschock führen.

So gelangen krank machende Pilze in den Körper:

- Fuß- und Nagelpilze werden über fremde Schuhe, Socken und Handtücher übertragen, aber auch über Teppichböden, in der Sauna und in Duschräumen.
- Darmpilze gelangen über Mund, Schleimhäute und Speiseröhre in den Darm. In den kleinen Ausstülpungen – den Darmzotten – fühlen sie sich besonders wohl.
- Hautpilze können mittels Hautkontakt, aber auch über Gartenerde oder Pflanzen übertragen werden.
- Alle Pilzarten können natürlich beim Sex übertragen werden, vor allem bei wechselnden Partnern.
- Die häufigsten Pilzinfektionen jedoch geschehen durch einen Händedruck, beim Trinken aus bereits benützten Trinkgefäßen, Kontakt mit einer unsauberen Toilettenbrille, in öffentlichen Schwimmbädern, in der Sauna, durch Küssen.

Das mögen Pilze Bei der Entstehung einer Pilzinfektion spielt das Immunsystem eine große Rolle. Man kann sagen: Wer ein starkes Immunsystem hat, dem können Pilze meist nichts anhaben – und der Umkehrschluss: Bei einer geschwächten Abwehr können sich Pilze hemmungslos vermehren. In diesem Zusammenhang ein kleiner Exkurs zum Thema Babys und Muttermilch: Steigerung der Abwehrkräfte – das ist der Grund, warum Babys eigentlich gestillt werden sollten; sie bekommen über die Muttermilch viele Abwehrstoffe, während mit dem Fläschchen ernährte Babys sich ihr Immunsystem erst mühsam aufbauen müssen. Zurück zu den Pilzen und ihren Vorlieben. In diesem Milieu fühlen sich Pilze wohl: feuchte Wärme, ein saures Milieu im Körper, häufiges Schwitzen, ein geschädigter Säureschutzmantel der Haut, meist durch übertriebene (durch antibakterielle Seifen, parfümierte Toilettenartikel und den exzessiven Gebrauch von Deos) oder auch durch mangelnde Hygiene.

Candida albicans Auch die Einnahme von Medikamenten über lange Zeit und in großen Mengen kann ebenfalls Pilze fördern; dies gilt ganz besonders für Kortisonpräparate (ziehen vor allem Candidapilze nach sich) und für Antibiotika – und hier vor allem für Breitbandantibiotika –, denn sie vernichten nicht nur die krank machenden, sondern auch die guten Bakterien und nehmen den Pilzen so ihre natürlichen Feinde. Aber auch die Antibabypille kann schuld an einer Pilzinfektion sein, denn sie verursacht Glykogenansammlungen in den reifen Zellen und bietet damit dem Candidapilz ideale Wachstumsmöglichkeiten. Weitere Risiken für eine Pilzerkrankung: Erkrankungen wie Diabetes mellitus und Durchblutungsstörungen, falsche Ernährung, zu wenig Ballaststoffe, zu viel Zucker und Hefen, zu viele Kohlenhydrate.
Besonders fatal: Zucker und Kohlenhydrate im Verbund und im Übermaß. Candida albicans ist im Grunde genommen ein harmloser Hefepilz – aber nur für einen Organismus mit starkem, gesundem Immunsystem. Möglicherweise können auch Schimmelkäse oder Speisepilze zu einer Pilzerkrankung führen, und zwar dann, wenn eine Überempfindlichkeit gegen den Candidapilz vorliegt. Aber das ist noch nicht alles. Gefährlich kann Unterwäsche aus synthetischen Fasern sein; sie lässt Haut und Schleimhäute nicht atmen und macht sie anfällig für eine Candidainfektion. Und

schließlich etwas, das man nun so gar nicht beeinflussen kann: feuchtwarmes Wetter im Sommer, es führt oft zu einer Infektion oder verstärkt eine vorhandene.

Pilze auf dem Vormarsch Es gibt zwei Risikogruppen für Pilzerkrankungen – Frauen und ältere Menschen. Auf der einen Seite Frauen, weil sie zu 80 % den Candidapilz in der Vaginalschleimhaut haben (übrigens kam er noch vor 40 bis 50 Jahren kaum hier vor). Meist ist er harmlos und ruft keine krankhaften Symptome hervor, es sei denn, das Immunsystem ist geschwächt. Auf der anderen Seite ältere Menschen ab 60, einfach, weil sie oft frieren und sich zu warm anziehen. Dadurch fangen sie an zu schwitzen, und es kommt zu einem Wärmestau – ideale Bedingungen für Pilze. Außerdem haben ältere Menschen sehr oft ein geschwächtes Immunsystem oder müssen zudem regelmäßig Medikamente nehmen.

Typische Kennzeichen für Pilzbefall:

- Bei Hautpilz: Rötung der Haut, Schuppen auf der Haut, Bläschen- und Rissbildung, Nässen, Brennen und Juckreiz, der zum Kratzen verleitet.
- Bei Fußpilz: zuerst gerötete Hautpartien am Fuß, hauptsächlich zwischen den Zehen, dann Juckreiz, später verquollene, weißliche Hautstellen, die leicht aufreißen und nässen.
- Bei Nagelpilz: Zunächst verliert der Nagel seinen Glanz, dann verdickt er sich, wird gelb, zerfällt und hebt sich vom Nagelbett ab.
- Bei Darmpilz: Verdauungsbeschwerden – er wird sehr häufig erst durch eine gezielte Untersuchung entdeckt.
- Bei Genitalpilz: heftiger Juckreiz, Rötungen und Entzündungen sowie oft käsig aussehender Ausfluss im Intimbereich.

Und noch ein Beweis für die Hartnäckigkeit von Pilzen: Es kommt auch immer wieder zu einer Selbstansteckung mit Pilzen, wenn nach einer erfolgten Behandlung der Pilz noch nicht ganz ausgerottet ist und wieder auflebt. Das kann hier der Fall sein: mangelnde Pflege von Zahnprothesen, mangelnde Hygiene – etwa seltenes Händewaschen – nach dem Toilettenbesuch, Nägelkauen, Nasenbohren, zu enge Kleidungsstücke und Schuhe mit viel Kunststoff und Gummi sowie zu seltener Wechsel von Socken und Unterwäsche.

Den Pilzen Paroli bieten

Hygiene Tägliches Waschen von Körperstellen, an denen man viel schwitzt, also Achselhöhlen, Zehenzwischenräume und Intimbereich. Pilze lieben Feuchtigkeit. Daher nach dem Waschen gut abtrocknen, eventuell auch mit dem Haarföhn.

Kleidung Atmungsaktive, weit geschnittene Kleidung tragen, bevorzugt aus Baumwolle. Die Wäsche bei mindestens 60 °C waschen, damit Pilzfäden abgetötet werden. Unterwäsche häufig wechseln.

Schuhe Benutzte Schuhe erst wieder tragen, wenn sie ausgetrocknet sind, eventuell mit antimykotischem Pulver aus der Apotheke desinfizieren. Niemals zu lange Turnschuhe oder Gummistiefel tragen. Darin herrscht ein pilzfreundliches »Treibhausklima«.

Badeanstalten In Schwimmbädern und Saunen Badeschuhe tragen und antiseptische Fußduschen benutzen.

Handtücher Im Badezimmer sollte jeder seine eigenen Handtücher haben und diese auch regelmäßig wechseln.

Antipilzernährung Äußerst sparsam mit Zucker umgehen oder ganz darauf verzichten, denn: Pilze lieben Zucker. Je süßer die Ernährung, desto hartnäckiger die Pilze. Zum Glück gibt es aber in der Ernährung auch echte »Pilzfeinde« – rohes oder schonend zubereitetes Gemüse, Salate, Sauermilch, Biojoghurt, Fisch, mageres Fleisch – und sogar regelrechte »Pilzkiller«: Knoblauch, Meerrettich, Zwiebeln sowie alle Produkte, die reichlich Vitamin C liefern – etwa Paprikaschoten, Grapefruits und Sauerkraut. Und ganz wichtig: Niemals auch nur leicht angeschimmelte Lebensmittel essen!

So hilft die Schulmedizin

Bei Verdacht auf eine Pilzinfektion heißt es: möglichst schnell zum Hausarzt, der gegebenenfalls an einen Spezialisten überweist. Nicht selbst Doktor spielen – man verliert nur Zeit! Denn hier gilt wie sonst auch: Je früher man zum Arzt geht, desto schneller wird man die Infektion wieder los. Die verschiedenen Pilzerkrankungen sind durch Labortests nachzuweisen.

Hautpilz Wird äußerlich mit Antimykotika (Antipilzmitteln) in Form von Cremes behandelt, die man zwei- bis dreimal täglich auftragen muss. Man kann aber auch flüssige Lösungen speziell für behaarte Stellen, Sprays für die Zehen sowie Puder verwenden.

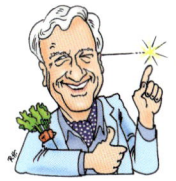 **Wichtig zu wissen** Nagel- und Fußpilz sind zwei verschiedene Erkrankungen: Im einen Fall wird die Haut zwischen den Zehen angegriffen, im anderen Fall direkt der Zehennagel. Meist aber ist es so, dass zuerst Fußpilz auftritt. Wenn er nicht behandelt wird, geht er auf die Zehennägel über. Nagelpilz tritt an den Zehennägeln viermal so häufig wie an Fingernägeln auf.

Nagelpilz Bei Nagelpilz setzt man außer Salben mehr und mehr medizinische Nagellacke ein, die ein wirksames Antipilzmittel enthalten. Ihr Vorteil: Sie müssen nur einmal in der Woche aufgetragen werden. Oft wird diese Behandlung zusätzlich durch antientzündliche Medikamente ergänzt. Es gibt auch Lösungen, die alle zwei Tage aufgetragen werden. Nagelpilze brauchen lange, um sich zu entwickeln. Aber: Es dauert noch viel länger, sie wieder loszuwerden – oft bis zu acht Monate an den Händen und bis zu einem Jahr an den Füßen.

Pilze im Mund Den kann man selbst als Laie an dem typischen weißlichen Belag auf der Zunge oder an der Mundschleimhaut im Bereich der Wangen erkennen. Die Behandlung erfolgt zweigleisig: mechanisch, indem man den pelzigen weißen Zungenbelag mit einer weichen Zahnbürste entfernt, und medikamentös durch ein flüssiges Antipilzmittel, mit dem man erst gurgelt, dann den Mund ausspült und das man dann schluckt. In der Regel bekommt man damit den Pilz nach einigen Wochen in den Griff. Und dann ist auch der meist bestehende Mundgeruch verschwunden.

Darm- und Genitalpilz Bei Darmpilzerkrankungen ist die Devise vieler Ärzte, den Körper durch die Einnahme von basenbildenden Mikronährstoffen zu entsäuern. Besonders bewährt im Kampf gegen Darmpilz: der Brottrunk mit seinen Brotsäurebakterien, sozusagen die »Elitetruppe« der Milchsäurebakterien. Viele Ärzte behandeln Pilzerkrankungen im Darm- und im Genitalbereich grundsätzlich immer begleitend mit Brottrunk. Die Betroffenen müssen über mehrere Monate hinweg täglich eine Flasche Brottrunk (aus dem Reformhaus, Drogeriemarkt oder der Bäckerei) trinken – nicht gerade ein kulinarisches Highlight, denn er ist sehr sauer.

Auch bei Scheidenpilz wird Brottrunk erfolgreich eingesetzt – und zwar innerlich und äußerlich. Auch hier gilt: Mehrere Monate lang täglich eine Flasche Brottrunk trinken.

Es gibt außerdem warme Sitz- oder Wannenbäder mit Brottrunk. Dabei wird der Inhalt einer Flasche Brottrunk ins warme Wasser gerührt.

Aber bitte nicht sofort ins Reformhaus rennen und eine Palette Brottrunk kaufen: Brottrunk sollte immer nur in Absprache mit dem Arzt angewendet werden und kann keinesfalls die ärztliche Therapie ersetzen, sondern diese nur unterstützen.

Geduld ist gefragt Grundsätzlich gilt: Eine Pilztherapie dauert mindestens drei bis sechs Wochen, oft aber Monate und Jahre. Und: Man muss immer mit Rückfällen rechnen – vor allem, wenn man die Medikamente zu früh absetzt.

Die richtige Ernährung

- Die Liste der »bösen« Nahrungsmittel ist lang: hefehaltige Lebensmittel wie Bier, Käse und Essig; Zucker; Alkohol (insbesondere Wein, Sekt oder Champagner); zu viel Fleisch; Teigwaren; Reis; Backwaren, denn Stärke wird in Zucker umgewandelt – und der wiederum schafft eine bei Pilzen beliebte Atmosphäre; Trauben; Orangen; Mandarinen; Pfirsiche; marinierte Fische; Fischkonserven; Hülsenfrüchte; Speisepilze.
- Erlaubt sind: Milchzucker, Diabetikerkonfitüren, saure Äpfel, Ananas, Bananen, Rote Bete, Brokkoli, Gemüsebrühe, ungesüßte Tees, kaltgepresste Pflanzenöle, Frischfisch, in kleinen Mengen Frischmilch und ungesüßte Molke.

Schweißfüße, Schweißhände & Co.

Ja sicher, Schwitzen ist gesund, ist sogar lebenswichtig, aber trotzdem: Es ist auch unangenehm, man fühlt sich selbst einfach ekelhaft, wenn alles läuft – und hat Angst, dass man seinen Mitmenschen gewaltig stinkt. Wir sollten uns aber in erster Linie auf die Vorteile des Schwitzens konzentrieren: Zum einen scheidet der Organismus beim Schwitzen mit dem Schweiß nicht nur Wasser, sondern auch Giftstoffe und Stoffwechselschlacken über die Poren aus – ein wichtiger Reinigungsvorgang des Körpers. Zum anderen ist das Schwitzen die körpereigene Klimaanlage des Menschen, damit unser Organismus nicht überhitzt. Wenn die Körpertemperatur 37 °C zu übersteigen droht, gibt das Zwischenhirn über die Nervenbahnen an die Haut den Befehl: abkühlen – und setzt so mehr als zwei Millionen Schweißdrüsen (vor allem in den Achselhöhlen, im Nacken, am Kopf, auf der Stirn, an Hand- und Fußflächen) in Gang, die dann Flüssigkeit absondern. Das bringt die nötige Abkühlung.

Die Menge an Schweiß ist beträchtlich: je nach Temperatur täglich zwischen einem halben bis zu acht Liter. Frischer Schweiß ist geruch- und farblos; er beginnt erst zu riechen, wenn ihn Bakterien, harmlose Staphylokokken, zersetzen und die im Schweiß enthaltene Butter- und Milchsäure verändern. Besonders muffelig wird's, wenn man bestimmte Nahrungsmittel, etwa Knoblauch oder Zwiebeln, gegessen hat. Die Devise muss also lauten: Wenn man viel schwitzt, ist sorgfältige Körperhygiene – am besten tägliches Duschen – angesagt.

Schwitzen ist lebensnotwendig

Wie gesagt, Schwitzen ist gesund und muss sein – und bringt auch noch den Kreislauf so richtig in Schwung. Eine Faustregel besagt: Einmal am Tag sollte jeder von uns ins Schwitzen kommen (bitte durch körperliche Bewegung). Man darf und soll bei übermäßigem Schwitzen den Schweiß eindämmen, schon allein um der lieben Mitmenschen willen, aber bitte: Nicht das Schwitzen komplett verhindern, etwa durch Medikamente oder Spezialdeos, das ist gesundheitsschädlich. Das Problem dabei: Schwitzen gilt als unappetitlich; wenn jemand stark schwitzt, ist das Vorurteil, derjenige nimmt es mit der Körperpflege nicht so genau, schnell bei der Hand.

Woraus besteht Schweiß überhaupt? Er setzt sich zusammen aus Wasser, Mineralsalzen, Chloriden, Hydrokarbonaten, Sulfaten, Ammoniak, Kalium, Kalzium, Magnesium, Harnstoff und -säure, Glukose, Milchsäure, Azeton, Kreatin, Amino- und Fettsäuren.

Wenn Schwitzen nicht mehr gesund ist

Übermäßiges Schwitzen deutet immer auf eine Störung im Organismus hin. Ursachen können sein: Überanstrengung, Erschöpfung, Eiweißmangel, Schilddrüsenüberfunktion, Mineralstoffmangel, Kreislauf- und Stoffwechselstörungen, Fettleibigkeit, Erkrankungen des Lymphsystems, Lungenleiden. Starkes Schwitzen ist auch ein typisches Symptom für Wechseljahresbeschwerden. Auch bestimmte Medikamente, wie Kortikoide und Arzneimittel mit Salizylsäure, führen zu übermäßigem Schwitzen.

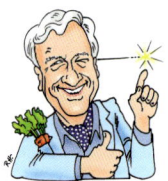 ***Gut zu wissen*** Ob Fußschweiß, Handschweiß oder Schweiß an anderen Körperstellen: Übermäßiges Schwitzen an sich ist keine Krankheit, wenn kein konkretes Leiden dahintersteckt. Es ist eine Störung – und zwar eine eher harmlose Störung der Drüsenfunktion. Man spricht von Schweißdrüsenüberfunktion, auch Hyperhidrose genannt.

Eine Entschuldigung, aber nicht unbedingt ein Trost für Betroffene: Wer übermäßig schwitzt, hat meist die Veranlagung dazu, weil seine Schweißdrüsen aktiver sind als bei anderen Menschen. Nervöse Menschen z. B. schwitzen generell mehr als andere Menschen. Die Steuerung des Schwitzens erfolgt durch das vegetative Nervensystem, durch sehr empfindliche Zentren in Zwischenhirn und Rückenmark, die in engem Kontakt mit jenen Bereichen des Gehirns stehen, die unser Gefühlsleben steuern. Deshalb gerät man nicht nur bei hohen Temperaturen, sondern auch in emotionalen Momenten ins Schwitzen – etwa wenn man aufgeregt, nervös oder ängstlich ist, Stress hat, sich ärgert.

Ein Teufelskreis: Wer schwitzt und Angst hat, dass es die anderen merken, schwitzt erst recht. Übermäßiges Schwitzen also kann, muss aber nicht auf eine Krankheit hindeuten. Wenn allerdings auch der frische Schweiß übel und scharf riecht, weist das meist auf eine Erkrankung hin, und in diesem Fall heißt es: unbedingt zum Arzt!

Früher wurde bei übermäßiger Schweißbildung oft operiert, indem bestimmte Schweißdrüsen oder Nervenleitungen entfernt wurden, doch davon ist man heute abgekommen, weil es dadurch oft zu einem Hitzestau im ganzen Körper und verstärkten Schweißausbrüchen an anderen Körperstellen kommen kann.

Das extreme Schwitzen stoppen

Wie bereits gesagt – man darf das Schwitzen nicht komplett unterbinden, das ist nicht gesund. Wer aber übermäßig schwitzt und sich nicht damit abfinden will, kann zu natürlichen Mitteln greifen – und seine Ernährung möglicherweise umstellen. Wichtig ist: wenig Salz verwenden, wenig Fleisch und Wurst essen, starke, scharfe Gewürze ebenso meiden wie Alkohol und zu viel starken Bohnenkaffee, dafür mehr Obst, Gemüse und Milchprodukte essen. Natürlich spielt auch die Kleidung eine Rolle. Bei starker Schweißbildung sind Textilien aus Kunstfaser tabu, gut sind die Naturfasern Baumwolle oder Seide, sie lassen Schweiß am schnellsten abdampfen.

Das wird FKK-Freunde freuen: Es wäre gut, wenn man zeitweise wenig Kleidung trägt bzw. Luftbäder ganz ohne Kleidung nimmt – so wird die natürliche Hautatmung angeregt.

Klassiker der Naturmedizin

Salbeikur Eine zwei Wochen dauernde Salbeikur – die Bitterstoffe des Salbeis regulieren die Schweißabsonderung: Man gibt zwei bis drei gehäufte Esslöffel getrocknete Salbeiblätter aus Apotheke, Drogerie oder Reformhaus in einen Topf kaltes Wasser, bringt das Ganze zum Kochen und lässt es dann drei Minuten sieden, anschließend abseihen und etwas abkühlen lassen. 1/4 Liter davon lauwarm sofort trinken, den Rest in eine Thermoskanne füllen und über den Tag verteilt trinken.

Erfreulich: Die Wirkung sollte schon nach einer Woche zu bemerken sein. Übrigens: Diese Kur wirkt auch gegen nächtliche Schweißausbrüche in den Wechseljahren der Frau.

Wechselduschen Einmal täglich eine Wechseldusche mit Warm- und Kaltwasser machen, dabei immer mit kaltem Wasser enden.

Apfelessig Zweimal in der Woche nach dem Duschen den ganzen Körper mit einer Mischung aus 1/4 Liter Wasser und 1/4 Liter Apfelessig abwaschen.

Tomatenbad Ein uraltes – und sehr beliebtes – Rezept: Drei Liter Tomatensaft in eine Wanne mit warmem Wasser rühren und darin 15 Minuten baden – hemmt überaktive Schweißdrüsen.

Sport Regelmäßig Sport treiben: Laufen, Radfahren, Tennis – und dabei ruhig ins Schwitzen kommen, denn je mehr Schweiß der Körper gezielt verliert, desto weniger schwitzt er unkontrolliert in unerwünschten Situationen.

Genussgifte reduzieren Alkohol (wenn's zu häufig ist), Bohnenkaffee und Rauchen fördern die Schweißbildung – übrigens auch Mineralwasser mit viel Kohlensäure. Viel besser: klares Wasser trinken, am besten stilles Mineral- oder gutes Leitungswasser.

Abnehmen Übergewicht abbauen, denn dicke Menschen schwitzen, wenn sie die Veranlagung dazu haben, besonders stark.

Sauna Regelmäßig in die Sauna gehen, denn auch da lernt der Körper, seine Schweißdrüsen besser zu regulieren.

Aromatherapie Einfach, aber häufig wirksam: Auf ein Textiltaschentuch je zwei Tropfen Lavendel- und Salbeiöl geben und tagsüber immer wieder daran riechen.

Akupressur Auch Akupressur kann helfen: Die entsprechenden Energiepunkte liegen in Ohrläppchenhöhe, etwa einen Fingerbreit hinter dem Ohr am Schädelknochen. Hier links und rechts gleichzeitig mit den Zeigefingern in kreisenden Bewegungen 30 Sekunden massieren, dann pausieren. Diese Übung mehrmals täglich wiederholen.

Relax! Entspannung heißt das Zauberwort, wenn die Ursache für starkes Schwitzen vor allem nervlich oder seelisch bedingt ist. Entspannungsübungen oder autogenes Training können helfen, die innere Ruhe zu finden, Ängste oder Stress abzubauen.

Speziell gegen Handschweiß:

- Mehrmals am Tag die Hände in lauwarmes Wasser tauchen, dabei ziehen sich die Schweißdrüsen zusammen.
- Gut gegen überaktive Schweißdrüsen: Bockshornkleesamen. Zwölf Esslöffel Bockshornkleesamen aus der Apotheke oder Drogerie mit einem Liter kaltem Wasser ansetzen, sechs Stunden einweichen, dann abseihen. Den Sud kurz zum Sieden bringen, abkühlen lassen, ins Waschbecken oder in eine Waschschüssel gießen und kaltes Wasser dazugeben. Die Hände 15 Minuten darin baden.

Das Kreuz mit den Käsefüßen

Käsefüße – eigentlich eine viel zu nette Bezeichnung für etwas so … nun … Unangenehmes. Wer darunter leidet, kennt und fürchtet die Situationen, in denen die Mitmenschen an den Käsefüßen teilhaben müssen: wenn man für eine ärztliche Untersuchung Schuhe und Strümpfe ausziehen muss; wenn man jemanden besucht, bei dem Barfuß- oder Pantoffelzwang herrscht; im Schuhgeschäft … Fußschweiß ist auch für den Partner nicht leicht, schließlich kommt nicht unbedingt Erotik auf, wenn's von unten penetrant »müffelt«. Manche Füße stinken nur in bestimmten Situationen – etwa in warmen Schuhen, Sportschuhen oder Gummistiefeln. Andere aber lassen ihre »Besitzer« sozusagen immer im Nassen stehen – mit den entsprechenden Folgen …

Ein gewisses Maß an Fußschweiß ist übrigens gesund: Zu trockene Füße schuppen sich, werden rissig und anfällig für Keime, da Schweiß (in geringer Menge!) einen schützenden Säuremantel gegen Bakterien auf der Haut bildet. Wenn der Schweiß aber zu viel wird, kann dahinter das Bemühen des Organismus stecken, die Reibung der Fußsohlen zu erhöhen, sodass der Fuß beispielsweise auf glattem Boden nicht ausgleitet (ist bei einem trockenen Fuß viel eher der Fall). Aber: Starker Fußschweiß kann auch Alarmsignal für eine Krankheit sein, wie etwa Kreislaufschwäche, seelische Probleme, Leberleiden, Bluthochdruck und Schilddrüsenüberfunktion. Also – in diesem Fall ab zum Arzt. Übrigens – jüngere Menschen haben mehr Probleme mit Fußschweiß als ältere. Na bitte, das ist doch wenigstens mal ein Vorteil des Alters.

Kampf dem Fußschweiß Eine schlechte Nachricht: Wer die Veranlagung zu Schweißfüßen hat, hat sie sein Leben lang. Und die gute Nachricht: Man kann das Problem mit einem entsprechenden Lebensstil und intensiver Körperpflege in den Griff bekommen. Und so funktioniert es:

Regelmäßig Sport treiben Laufen, Radfahren, Tennis – was, ist egal. Wichtig ist, dass der Körper dabei ins Schwitzen gerät. Je mehr Schweiß er so verliert, desto weniger entwickelt sich bei vielen Menschen Fußschweiß.

Trinken, trinken, trinken! Die Vermutung liegt nahe: Sollte man, wenn man übermäßig schwitzt, wenig trinken, damit man von innen her den Schweiß bremst? Die Antwort ist: auf keinen Fall – das kann zu massiven Kreislaufstörungen führen! Im Gegenteil: Die ausgeschiedene Flüssigkeit – oft ein halber Liter bis zu fünf Liter und mehr am Tag – muss sofort nachgeliefert werden.

Viel barfuß laufen Dadurch werden die Fußsohlen massiert und die Schweißdrüsen in ihrer Aktivität normalisiert.

Hygiene Die Füße müssen jeden Tag gewaschen oder geduscht werden, um die geruchsauslösenden Bakterien zu bekämpfen. Man darf dabei nur pH-neutrale Seife, keine normale Seife verwenden.

Fußbad Gut gegen Fußschweiß sind heiß-kalte Fußwechselbäder. Das fördert die Durchblutung und die Schweißregulation. Besonders wirksam wird's mit natürlichen Zusätzen: Milch- oder Essigsäure aus der Apotheke oder Drogerie.

Deo Nach dem Füßewaschen und vor dem Schuheanziehen ein spezielles Deo verwenden, sowohl auf die Füße als auch in die Schuhe sprühen. Manche mögen lieber Fußpuder, das glättet und kühlt die Haut und tötet Keime ab. Besonders wichtig ist Fußpuder zwischen den Zehen.

Orthopädische Einlagen Wer Einlagen trägt, muss zwei oder drei Paar davon haben, damit ein Paar immer einen Tag Pause hat und ausdünsten kann.

Strümpfe Schuhe nicht ohne Strümpfe tragen: Es kann durch die Feuchtigkeit zu Blasen und aufgescheuerten Hautstellen bis hin zu Entzündungen kommen, weil hier Keime einzuwirken beginnen. Möglichst keine Kunststoffsocken oder -strümpfe tragen, sondern welche aus Naturfasern wie Baumwolle oder Seide.

Bewährte Hausmittel gegen Schweißfüße:

- 1/2 Liter Tomatensaft in einen Eimer mit lauwarmem Wasser geben und die Füße 15 Minuten darin baden, dann abduschen und gründlich abtrocknen.
- Salbeifußbad: Die Füße 20 Minuten in vier Litern lauwarmem Salbeitee baden. Dafür zwei Hand voll getrocknete Salbeiblätter

aus der Apotheke mit einem Liter kochendem Wasser übergießen, zehn Minuten ziehen lassen, abseihen, drei Liter kaltes Wasser dazugießen.

• Auch die Homöopathie weiß Rat: einmal täglich ein Globulus Silicea-Kieselsäure (aus der Apotheke) einnehmen.

Zeigt her eure Schuhe Eigentlich logisch: Auch die Wahl der Schuhe kann für Fußschweiß verantwortlich sein.

• Schuhe müssen Feuchtigkeit nach außen transportieren, also atmen können. Gilt vor allem für Sportschuhe. Ideal: außen Leder, innen Frottee oder moderne Mikrofaser. Gut sind z. B. Sportschuhe aus Goretex, schlecht solche aus Kunststoff. Der Schuh darf nicht vollflächig verklebt sein. Bitte auch nie den ganzen Tag Sportschuhe – z. B. zu Hause – tragen. Nach dem Joggen oder Radfahren sofort die Schuhe ausziehen.

• Möglichst täglich die Schuhe wechseln, damit die getragenen auslüften und trocknen können. Das dauert zwei Tage. Mit einer Schaumstoff- oder Holzleiste im abgestellten Schuh geht's schneller.

• Die Schuhe nicht mit Pflegemitteln putzen, die den Schuh mit einer Schutzschicht überziehen, denn so kann das Leder nicht mehr atmen und das Pflegemittel nicht aufnehmen.

Auch die Medizin kann gegen Schweißfüße helfen:

Metallsalze Metallsalze (meist Aluminium-Chlorid-Hexahydrat), die der Betroffene auf die Füße aufträgt, können für mehrere Tage die Schweißbildung hemmen.

Ionthoporese Bei der Ionthoporese werden in zwei getrennten Bottichen mit Wasser Elektroden angebracht. Dann wird 20 Minuten lang sehr schwacher Gleichstrom durchgeschickt: Es kommt in den Füßen zu einem Ionenaustausch, der nach längerer Therapie zu einer Normalisierung der Schweißdrüsenarbeit führt. Die genaue Wirkung ist nicht geklärt. Zuerst kommt der Patient täglich, dann wöchentlich, dann alle zwei Monate.

Schweißhemmende Medikamente Es gibt Medikamente in Form von Tabletten oder Injektionen, die von innen her schweißhemmend auf den ganzen Körper wirken. Das Problem dabei: Nebenwirkungen sind möglich, etwa ein Austrocknen der Schleimhäute, eine Vergrößerung der männlichen Prostata oder auch eine Verschlechterung eines bereits vorhandenen grünen Stars. Injektionen in die Nervenenden der Schweißdrüsen durch das Bakteriengift Botulinum-Toxin sind nicht unumstritten, können aber langfristig Besserung bringen.

Register

Register

Über den Autor

Prof. Hademar Bankhofer, international anerkannter Medizin-
journalist auf dem Sektor Naturheil-
weisen, ist durch seine zahlreichen
TV-Auftritte und Kolumnen einem
großen Publikum bekannt. Er versteht
es, schwierige medizinische Probleme
verständlich zu erklären. Aufgrund
seiner engen Zusammenarbeit
mit medizinischen Koryphäen ist
er stets auf dem aktuellen Stand
der Wissenschaft und genießt so
Anerkennung nicht nur bei einem
breiten Publikum, sondern auch
in medizinischen Fachkreisen.

Über den Illustrator

Reinhard Habeck, 1962 in Wien
geboren, ist freier Schriftsteller und
Karikaturist. Seit 1987 ist er tätig für
in- und ausländische Agenturen,
Verlage und Printmedien. Er ist
Schöpfer zahlreicher Cartoon- und
Comicserien, darunter »Rüsselmops,
der Außerirdische« und »Die Erika-
Lachdiät«. Habeck hat nahezu 100
Kinderbücher und Humorbände
grafisch gestaltet. Sein Interesse
als Autor gilt den Grenzbereichen
unseres Wissens. Er veröffentlichte
bislang 15 Sachbücher, die in mehrere
Sprachen übersetzt wurden, u. a. die
Bestseller »Das Licht der Pharaonen«
und »Geheimnisvolles Österreich«.